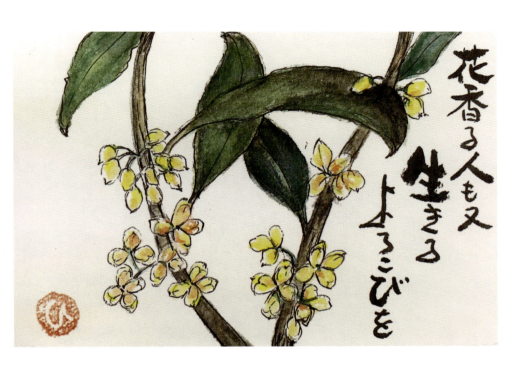

花香る人も又
生きる
よろこびを

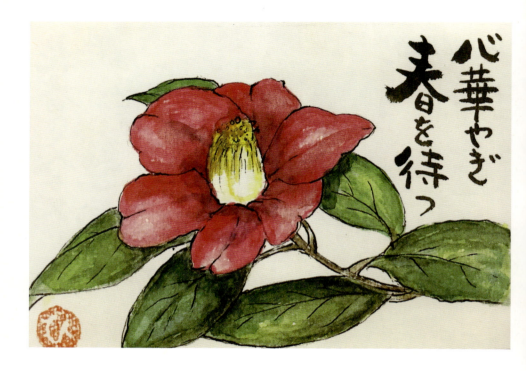

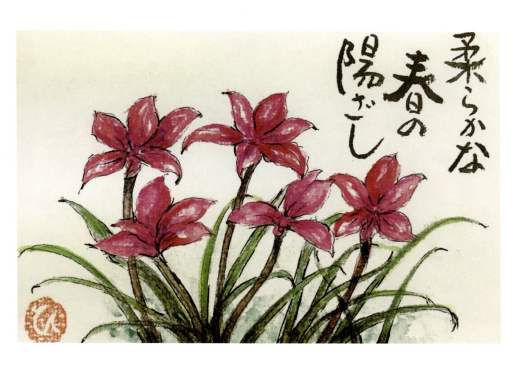

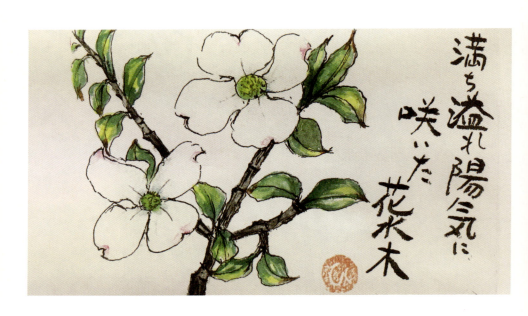

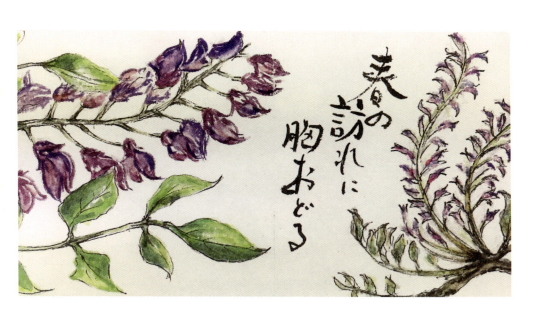

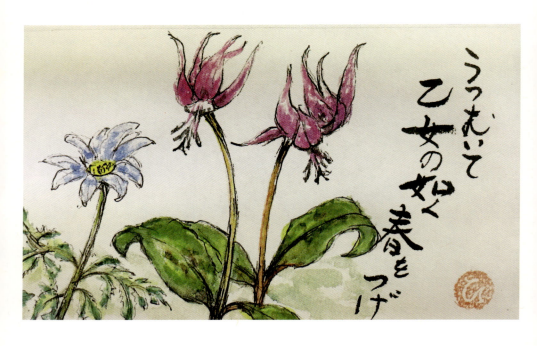

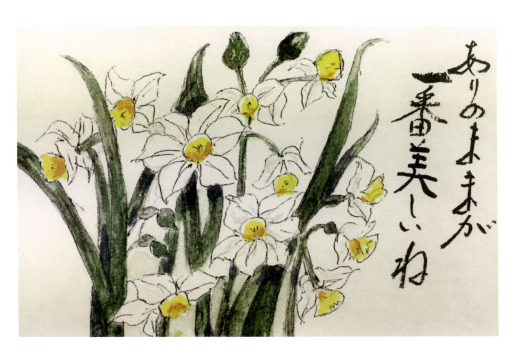

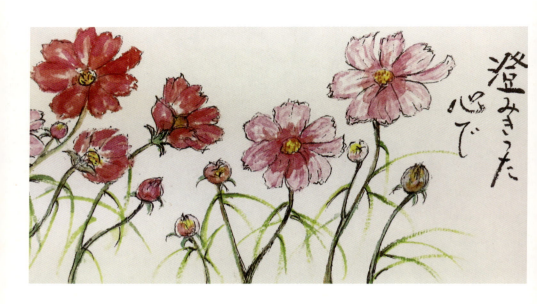

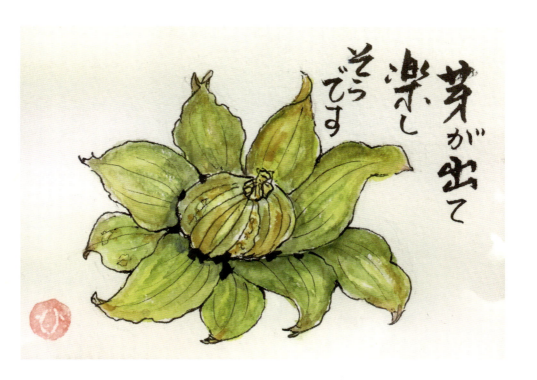

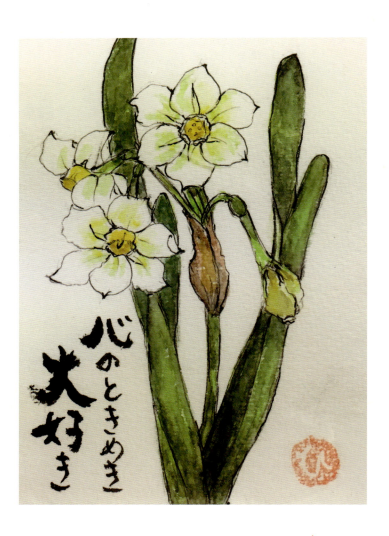

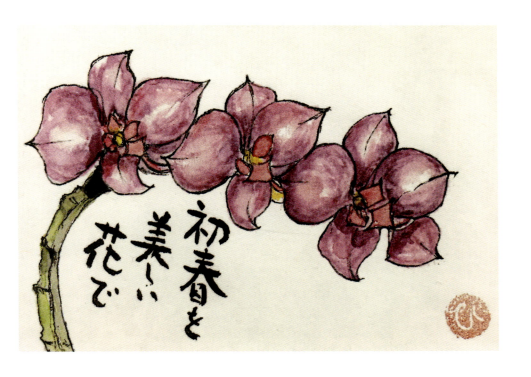

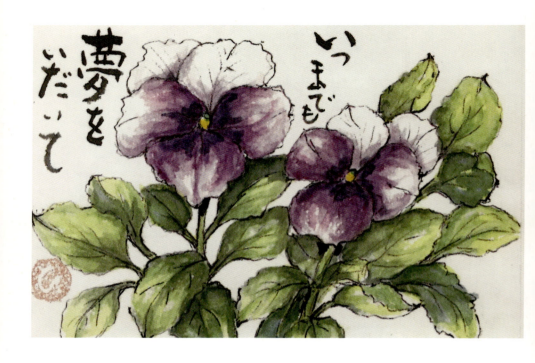

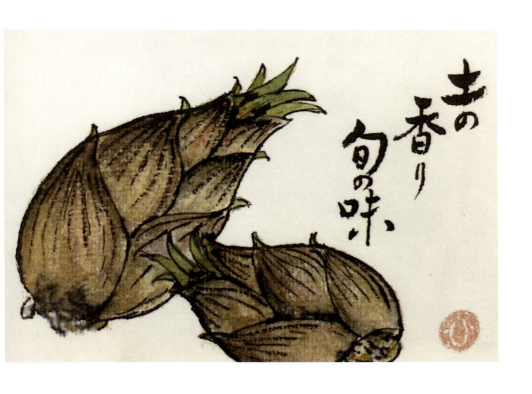

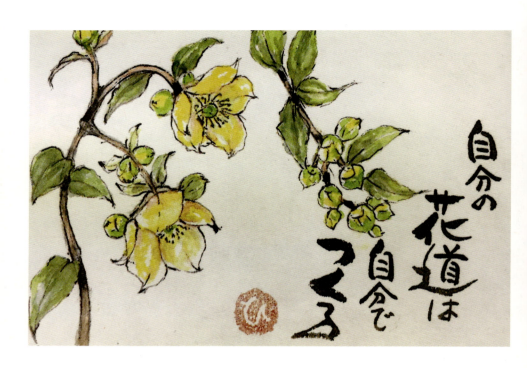

かみあわせをしあわせに

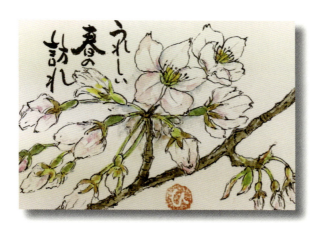

かみあわせをしあわせに　目次

マイクの前の青春　かみあわせの大切さ実感　5
はじめに　かみあわせをしあわせにしたい　6

カミカミ、かみあわせ　11

かめて、しあわせだよね　12
ココカラカミカミ　14
ココカラカミカミ２　16
同じかみあわせの人は、見たことがありません　19
口の中は、人工物の花盛り　22
身体の中には、人工物がいっぱい　26
歯のかみあわせは、天然歯と人工歯の両方を分け隔てなく診ます　30
　アメリカ咬合学会一般向けパンフレットより　32
これ以上、かみあわせを悪くしない　34
かみあわせの健康はバランス　身体の健康もバランス　36
イエス、しあわせ、かみあわせ　38
歯医者はかみあわせを入れ歯でつくってきた　40
あっ、そのかみあわせ、違うんじゃないですか？　45
かみあわせのチェックは、診療台から降りてやるべし　47
かみあわせの当たりに古い新しいはあるが、
　　　　かみあわせの治療に古いも新しいもない　49
カチカチとかんだカーボン紙で医者が見るもの　55
患者さんから、聞く　56
かみあわせの診断は、模型の読み込みが大切　58
かみあわせの動きは、どうだろう　61
そーっと、閉じてごらん　64
前歯どうしにしてごらん　68

犬歯どうしにしてごらん　70
歯をあわせたら、前にズラしてごらん　横にズラしてごらん　72
かみあわせのズレを正す　74
かみあわせの高さを戻す　76
かみあわせのバランスを整える　78
うまいかみあわせより、おいしいかみあわせだ　81
お口の中から、おめでとうございます　84
歯のチェックは、
　　　　ムシ歯と歯周病とかみあわせの３つがワンセット　87
かみあわせとムシ歯と歯周病の関係　89
磨いていれば、歯周病にならない？　91
毎日、歯のブラッシングしていますね　93
歯を磨くことは、自分の心を磨くこと　97
かみあわせのメンテに、終わりはありません　98
これを読んでも、かみあわせは治りませんが……、
　　　　　　　　かみあわせが少し楽になるかも　100
歯のかみあわせ、しあわせになります　105

カチカチ、ハハハ、歯のハナシ
　　〜歯の寿命、身体と一緒がいいね〜　108

ハハハ、しあわせ　111
老いて身のほどを知り、それをボケ防止に転じて、
　　　　　　　　　　　　組み換え上手になりましょう　112
愛の教科書を、上書きしましょう　115
スタンディング オベーションな毎日を　117
つくられるシンボル、しばられるシンボル　120

軍事力と平和力、シンボルへの理解とその背景　123
私から私へ、私からあなたへ　125
非情無情でも、生老病死は人の常　128
63年、生きさせていただきました　130
災害とガンと歯の噛みあわせと、映画の関係　133
出発進行ガン歯医者　加藤吉晴健康十訓　136
玄米のお話、しましょうか　139
前向き断食で、免疫力アップ　142
身体を引き締めて、身体の声を聞こう　146
我カラス、我思う　149
人は死んでも、生きている　151
静かな静かな里の秋　155
シメのツメ　157

おわりに　160

マイクの前の青春、かみあわせの大切さ実感

菅井 みか●東海ラジオ 元アナウンサー

　４年前、テレビのワイド番組が、歯のかみあわせによる体への影響を問題にしていた。かみあわせを十分考えない歯の治療で頭痛、肩こり、めまい、手のしびれなどが起こるというのだ。中には舌のもつれや、しゃべりづらいといった症状もあると聞き、ハッとした。

　アナウンサーになる前に歯並びを少しでも良くしようと、上の前歯を抜いたり、差し歯にして以来、どうもあごの動きが悪く、しゃべりづらいと思っていたからだ。話すことが本業のアナウンサーが、しゃべりづらいでは話にならない。半信半疑で、テレビに出ていた歯科診療所を訪ねたのは３年前。以後、何ら装置を使わないで上下の歯が無理に当たっている部分を削るなどの極めて微妙で正確な調整をし、本来のかみあわせを取り戻していく治療を受けた。

　その結果、少しずつ口の中が楽になり、仕事では舌がもつれてトチるとか、話の最中に舌を噛むということもなくなっていった。また、中学時代のスポーツの後遺症だと思っていた肩甲骨辺りの鈍痛がやわらいだことには驚いた。

　治療を通して、心も体も歯も一つに結びついていることを今さらながらに実感し、歯はできるだけいじらないことの大切さを学んだ。

（1992年9月22日付『中日新聞』）

はじめに
かみあわせをしあわせにしたい

歯医者になって40年になります。口の中の歯を診る仕事をしてきました。この世の中に、歯ほど美しいモノはありません。あなたの歯は、それほど美しい。

歯が織りなすかみあわせ、それが同じ人は一人としてありません。一億人いれば一億通りのかみあわせがあります。あなたはそのかみあわせを使って、これまで全ての食事をしてきました。

そして私は、歯医者になってから、この40年ずっと、そのかみあわせに感動し続けてきました。

毎日、すごいなあ、美しいなあ、素晴らしいなあ。なんでこんなにキレイなんだろう、と今でも日々、感動するのです。

もちろん、楽なかわいいかみあわせもある一方、厳しいかみあわせもあります。しかし、どんなかみあわせも身体から、愛されています。

見事な造形の歯に、なんと絶妙なかみあわせ。その神秘性について、転移進行ガンである私が感じることを、生きているうちに、是非お伝えしたくて、書き出したというわけです。

歯は生える場所によって、それぞれ形も大きさも違います。
不思議です。
生えて並んで放物線となり、ほぼ同じ高さで生長を止める。
不思議です。
上下の歯はかみあうところで当たり、かみあわせをつくる。
不思議です。

本書は、そんなことからはじまります。
そして、かみあわせがふしあわせにならないために、どうしたらいいか、さらに、ふしあわせになってしまった、かみあわせをさらに悪くしない。
そんなかみあわせでも、必ずしあわせに、もう一度導き戻したい。そんな臨床ヒントや考え方を、書き残すことにしたのです。
内容は、私の臨床を通して考え、すべて実践してきたものです。かみあわせの学問的成書と相反することもありますが、どう解釈するかは、読者の判断におまかせいたします。
私は、ただこう考え、こう実践し、結果を出してきた。そのことをお伝えし、皆さんの参考になれば、うれしいです。

歯のかみあわせを、しあわせにする仕事をさせていただいています。

かむのが、気持ちいい。かむのが楽しい。
あごを動かし、一口を長くかんでいたい。
ゆっくりかみごたえを確かめ、味わえる。
かめばかむほど、美味しくいただけます。
時間をかけて、食べる食事が、喜びです。

これからも人生の大きな喜び、それは『かめる』。
かめるためには、かみあわせがしあわせなこと。
それが私に与えられた使命だと思っています。

歯の健康とかみあわせの健康は、連動しています。
歯のなくなる原因が、ムシ歯や歯周病の他に、
かみあわせが原因となっていることは、以外に知られていません。

あなたの手の指が今も10本、亡くなるときも10本であるように、
あなたの歯の今の数、あなたが亡くなるときにも、まだ同数あるために。
配慮すべきは、かみあわせ。
すでに欠歯があるのなら、そこでもかめる処置がなされ、
歯のある天然のところも、歯のない人工のところも、かみあわせの調和がとれ、しあわせなかみあわせになっていること。

そのお手伝いをするために、歯医者がおります。

かみあわせですから、かむたびに力がかかります。
その力が気持ちいいと、いうのと
その力が出ない、それどころか、
力をかけると不快、負担、ひいては苦痛、激痛なら大変。
かむことは、毎日。かめないことも、毎日。
かめないことを我慢していても、治りません。
かめば、力がかかります。
だから、かみあわせは力学です。
かみあわせ治療はかむ力を、気持ちいいに転換するテクニックです。
使えば、減ります。
だから、かみあわせは、一定でも固定でも不変でもありません。

タイヤと同じように減りますが、
その減りをまんべんに、しかも最小限にするテクニックです。
人の健康のカギがバランスであるように、歯のかみあわせもバランスです。
だから、かみあわせはチェックやコントロールが大切なのです。
かみあわせの臨床は、くずれているバランスを調整するテクニックです。

歯のかみあわせは、身体の健康、心の安定と連動するバランスです。
口の中に限っても、上下、前後、左右のかみあわせのバランスです。
治療は、かみあわせが、少しずつアンバランスになっていないか、チェックして、再びよいバランスを取り戻していくテクニックで、それは時に、首や肩の筋肉の緊張を緩和します。

私がそう確信するにいたったのには、3つの理由があります。
40年の歯科医師人生の間、とりわけ開業後の30数年、
その間の同一患者さんの天然の歯の変遷と保護、
自分が技工して装着した、長期にわたる同一患者さんの人工物の観察と保全、
決定的だったのは、自分の歯を使ったかみあわせの意図的人体実験。

今でも自身の歯に装着している、かみあわせしあわせ装置のかむ面の観察研究と、今の身体の健康を自分のかみあわせが保持してきたという自信と、かみあわせをしあわせにできるその確信と。
自身はガンになり、身体には申し訳なかったですが、

それがまた新たな出発となり、
患者さんのかみあわせをしあわせにしたいとやってきた歯医者人生です。

これからも生きて治療できる間は、かみあわせしあわせ歯医者として、歯の人工物をつくる技工職人として、使命を果たしていきます。喜んで。

どんな仕事でも、人をしあわせにできる。
私の場合は、歯のかみあわせ。
その恵みに手をあわせつつ、
今日も一日、降り注ぐ神様の愛に応えたい。

カミカミ、かみあわせ

かめて、しあわせだよね

気持ちよくかめるって、どういうことだろう？
当たり前のことですが、歯がなくてはかめません。
しかし、歯があるだけでは、ね。
上下の歯があって、かみあわせがよくて、バランスがよくて、
右でも左でもどちらでもかめれば。
そして、かむ時に力が入れば、言うことないですね。
でも奥歯だけ、かみあわせがよくてもダメ。
奥歯は前歯によって、コントロールされているので、前歯も大切です。

奥歯で気持ちよくかめるってことは、奥歯にかむ力があるということですが、
それだけでなく、かむ力が心地よいということは、
その力がタテに正しくかかっているということです。
そうじゃなく、斜めに力がかかるとしたら、どうでしょう？
かむたびに、歯を倒す力になります。
つまり、かめばかむほどその奥歯は、ストレスを感じ、
かむのが不快、かむのに違和感、かむのは苦痛ということにもなります。
しかもかんでいると、そのストレスがより増すので、長くかみたくなくなり、かむ時間、すなわち食事の時間は、楽しくなく、長くとりません。
また、かむ力が出るのは、できるだけ広い範囲で、

たくさんのかみあわせの接点があることです。
そうすれば、一箇所にかかる力は少なく、
あるいは一箇所にかかる力の総和が増えて、かむことはより楽になります。

そしてかむという動作は、動きですから、
その動きを阻害しないようなかみあわせが、必要です。
阻害要因があると、アゴの運動が邪魔されますし、
運動の幅が狭くなり、運動量も制約されるからです。
自由で伸び伸びは、体や心だけでなく、アゴの動きも同じです。

かめる。
そのことがどのくらいありがたいことか、私はいつもそう思っています。
どのくらいうれしいことか、いつも感謝しています。

良質なかみあわせは、最高です。
少々不都合なかみあわせは、手直しすれば、また元気なかみあわせになります。
最期の時まで、かめて幸せ、そういきましょう。

ココカラカミカミ

歯の働きとはかむこと。
力が入れられること。
そして、軽くかみあわせていると体が安定し、心が落ち着くこと。
カミカミは、ココロイキイキ、カラダモリモリ。
かみあわせが狂ってなければ、かみあわせていると、頭が立ち、体が立ちます。立つというのは、安定してシャンとすること。
両足が地に着き、大地に立つ安定感、力強さがあります。
そして、体と同様、心も安定してシャンとします。イライラしません。
まさに心身が、平和平安といったところです。
それこそが、良いかみあわせの醍醐味であり、喜びと言えるでしょう。

かみあわせ治療のゴールもやはり、そこにあります。
単に、歯の治療だけをするのではなく、
歯のかみあわせの治療を通して、体や心の治療ができるのです。

これは、当たり前のことですが、すごいことです。
逆に、
歯のかみあわせが狂ったら、体や心に悪影響が出るということでもあります。
つまり、
逆もまた、あるということです。

特に歯の治療の後、かみあわせが急に変わった時は、要注意と言えるでしょう。

歯のあらゆる治療とかみあわせの変化は、密接につながっています。
したがって治療前はなんともなかったが、治療後かみあわせがおかしくなった、という場合があります。
かみあわせが高いのはよくありませんし、低くてもよくありません。
かみあわせがわずかでも高いのは、自分でもかなりの精度で、わかります。
気がつきます。
しかし、かみあわせがわずかに低い場合、感知する神経はあまり鋭敏だとは言えません。

そして、かみあわせはただ閉じるときだけではありません。
実際に右でかんだり左でかんだり、という咀嚼の時にも起きます。
かみあわせの問題とは、顎の動きをかみあわせが邪魔をする、というものです。

そういうことがあると、軽くかめません。
不快で、力を入れられません。
この場合、動きの邪魔をしているところを調整します。

ココカラカミカミ 2

心と身体とかみあわせに、絶妙なバランスあり。
例えば、「楽な方で、ついついかんでいます」
かみ方が片方に片寄ってくると、
下の顎はかんでいる側にズレて適応し、固定化されていきます。
ズレている下顎をキープしながら、さらには毎日の咀嚼のため、
筋肉は余分な緊張を強いられ、重心バランスも変化していきます。

ズレは量でなく、質が問題。
質とは、方向であり、高さであり、バランスです。

歯の利きかみあわせは、利き手や利き足と同じ。
でも手や足は、左右つながっていません。
下の顎は、右と左がつながっているのです。
しかも、
かむための歯が左右に並び、一つの単体として、正中をまたいで、
頭蓋骨と左右それぞれに関節でつながり、そして自由に動きます。
主たる動きは、閉じること。重力に反して、上に向かうことです。

繰り返します。
下顎骨は、頭蓋骨の左右の凹みにはまる関節の頭を左右に有し、
閉じるための上方への動きや、前後左右の動きが可能な高い自由度

をもつ、身体のなかで最も高い位置にあって、よく可動する骨です。
かみあわせは、上下の顎で決まります。
その位置で、その環境で、食べる話すの高次永久機能をにないます。
タフで、繊細で、生の象徴。
そう言ってもいい、かみあわせ。

歯のかみあわせの良し悪し。それは、要は下の顎の位置です。
下の顎が右にズレれば、右下の歯も左下の歯も右にズレます。
かみぐせによって、変化しやすい顎。
毎日の食事で、休みなく使う顎。
それは、アンバランスになりやすいけれど、身体の中で、全く愛すべき素晴らしい光を放つ存在、いのちの象徴だと言えます。

歯のかみあわせの良し悪し。それは、要は下の顎の動きです。
それが、動きやすい状態であれば、身体もリラックスし緩みます。

かみあわせが、なぜ大切か？
もう、お分かりですね。
それは、咀嚼や、身体のバランスのキーワードになるからです。

まんべんなく減るのは、加齢生理現象。
片寄って減るのは、異常現象。習慣が不健康をつくる現象。
もちろん、使えば減るが、減り方が問題。
クルマのタイヤと同じですね。

自分の歯は、長生きできるか？
それは、かみあわせ次第です。
自分の歯で、いつまでかめる？
それも、かみあわせ次第です。

かみあわせをしあわせに、しよう。

同じかみあわせの人は
見たことがありません

歯の形でもそうですが、おなじものはありません。
もっと違うのが、かみあわせ。
40年歯医者やってきましたが、同じかみあわせの人は見たことがありません。
当たり前と言えば当たり前ですが、
かみあわせは上下左右前後の歯の当たり、そしてバランス。
一体、何億何兆通りあるのだろう？無限にあるのでしょう。
ちょっとした、高い低い。ちょっとした、傾き。
ちょっとした、ねじれ。ちょっとした、ズレ。
それで、すべてが変わるバランス。
かみあわせは、バランスです。

だから、一律にはいきません。
もちろんあごの位置やあごの運動もそれによって、影響を受けます。
ましてや、かみあわせと身体のバランスはお互い、別個ではありません。
それぞれが関係しあって、フォローしあって、サポートし、しかも慰め合っています。

かみあわせに問題があって、来院する患者さんの歯のかみあわせを

読み込み、
アドバイスし、コメントするわけですが、いつも言うのは、
かみあわせはバランスだ、ということです。
良いバランスはさることながら、
悪いかみあわせがそのアンバランスの中で、それでもいかにバランスを取ってくれていたか、それにも惚れ惚れとし感動し、お見事と拍手を送ります。
振り返って見ると、ずーとかみあわせに感動し続けてきた、と言えるでしょう。

この種々のかみあわせの治療は、バランス回復がその中心となります。
歯がなければ、歯をつくりますがつくることが目的ではなく、
つくってバランスをあわせることが、目的です。
診査診断は、バランスがどう崩れているか、どのくらいズレているか、です。

目的は、そのアンバランスの回復、どちらにどのくらい戻すか、です。
手段は、どうやってそれをするか、です。
調整や修正でできることは、調整で。
どうしても更新や新規に製作しなければならないようなら、それも仕方ありません。
しかし、歯をつくることが目的ではありません。
目的は、バランスの回復。
ズレは、みんな異なりますから、診断結果も、治療手段も異なります。
そしてもちろん、一律治療でも対症療法でも、一時しのぎ治療でも

ありません。

したがって、どうズレているかを考えない単なる症状緩和処置は、しません。初診時マウスピースが入っているとしても、対症療法はしません。
大切な問題は、核心に迫る正確な診査診断ですね。

かみあわせの治療は特に、その人のバランス回復が目的ですので、その人にあわせた治療ということになります。
かみあわせ治療は、その人だけしかわかりません。
しかし、その人にとっては大切なバランス回復なのです。
そして、健康回復なのです。
かみあわせは自然に回復するということがありません。
自然に本来の位置や動きを取り戻すことができません。
なので、治療は全くその人にあわせたオーダーメイド治療ということになります。
つまり、一人一人を診て、一人一人治療の道すじを考えることなのです。

口の中は、人工物の花盛り

口の中の天然の歯、それに混じって人工物いろいろ。
これまでは、人工物といえば金属でした。
銀色金色、さすがに黒色はないが、口の中の暗さゆえ金属は黒色っぽく見えます。もちろん、白い天然歯とは色彩的には調和しません。
しかも、ここに人工物がありますよという紛れもない風景に、
患者さんは、決定的に精神的苦痛を感じてきました。
たとえ、歯科的には成功した修復物であったとしても、
色だけはどうしようもなかったのです。
かといって、単に白色であればいいというわけでもありません。
それがプラスティックであっても、セラミックであっても、
人工物であることには変わらないからです。
歯の色に近いので、精神的な苦痛はありません。
しかし、人工物であっても、人工物でないように見えます。
人工物は、入っていないように見せるわけです。
しかし、白い人工物でも、人工物です。
人工物にかみあわせをつくる以上、かみあわせのルールから逃れることはできません。
良いかみあわせのルールとは、たった一本の歯にも言えることですが、
その人工歯が高くない上に、低くもないこと。
かむ面の適正な場所にかみあわせがタッチしていて、アゴの位置を

くるわさないこと。
かむときにアゴの動きを邪魔しないこと、などです。
かみあわせの宿命とは、かめば減るということです。
かむとは、力をかけることです。
かめるとは、力をかけてくだけることです。
従って、使えば減ります。タイヤと同じように。
片減りしてもいけないし、より減りすぎてもいけませんが、
歯の場合、減っても取り替えられません。
減りながらもバランスをくずさないように、指導したり調整したりします。

口の中に人工物がはいっている、人工物は人工歯といいましょうか。
そのかみあわせはというと、次のような組み合わせができます。

天然歯と天然歯のかみあわせ、
天然歯と人工歯のかみあわせ、
人工歯と人工歯のかみあわせ、です。
この混合の様式で一連のそしゃくを営むのです。
ようは、違う材質の歯で、同じモノを食べるというわけです。

ちなみに、最近の人工歯は、
天然歯と同じぐらいの硬さに改良されてきていることはありがたいですが、
同じではありません。
天然歯より少し柔らかければ、天然歯より多く減ります。

天然歯より硬い人工歯であれば、天然歯がより多く減ります。
天然歯より柔らかすぎず、固すぎず、同じ程度の硬さが最上といえます。
最近の歯科の傾向は、柔らかい素材は減りつつ、硬い素材は増える傾向にあり、さらには、硬すぎるものも出てきました。
その人工歯だけみれば耐久性はありそうですが、
かみあう相手の歯の負担は、どうでしょう？
上下両方の歯はかみあううちに、少しずつ減っていきます。
5年10年15年と経つうちに、使って減っていきます。
普通に考えれば、上下が同じ硬さなら、同じように減ります。
上が5減れば、下が5減る。といった感じでしょうか。
一方、上下かみあう歯が、人工歯であったらどうでしょう？
先ず、同じ人工歯同士だったら、やっぱり上下同じように減るでしょう。
しかし、柔らかいレジンと硬いセラミックの組み合わせだったら、どうでしょう？
かめば、硬いセラミックより柔らかいレジンの方がたくさん減りますね。
均等ではありません。
硬いセラミックはあまり減らないかわり、柔らかいレジンがより減ります。
例えていうと、あわせて10減るなら、レジンが9減り、セラミックは1しか減らないといった感じ。
同じようなことは、天然歯と人工歯にもいえます。
天然歯より硬い人工歯は、人工歯自身はあまり減らずに、

天然歯をより減らす結果になります。
10減るなら、天然歯は7減り、人工歯は3しか減らない。
使っているうちに、天然歯をより多く減らしてしまうことになります。
人工歯は、減りもせず、こわれもせず、自分だけは知らんふり。
そのぶん、天然歯の負担は深刻です。
そして、かんでいく長い年月のなか、歯は減りながら、
減り方の違いによって、かみあわせのアンバランスを自らつくっていくのです。

口のなかは、人工歯の花盛り。

単に黒い人工歯から、白い人工歯に変わっただけ、それだけではね。
人工歯があっても、人工物とわからない、だけがいいわけじゃない。

まず、人工歯の数が少ないこと。
そして、かみあわせに配慮された人工歯であるかどうか。
それと
人工歯をふくめた歯のかみあわせサポートが、口の中全体で適正にされているかどうか。
それが、大切だと思います。

身体の中には、人工物がいっぱい

それは、あなたの口の中のこと。
身体は天然記念物！ でも口の中は人工記念物。
これまで長い間、あっちを直し、こっちを直し、
自然治癒のないムシ歯の治療は、治し、でなく、直し。
治療すればするほど、口の中は人工物だらけになる。
どんな材料で直しても、人工物は人工物。
直した人工物の全ては、年月が経つと消える？
いや、そんなことはありません。
ダメになるか、やり直しになるか、運が良ければそのままか。
全ての直しが、見事に展覧会場になっている口の中。
それを後悔してもはじまらない。
これらの対策は、ただ一つ。
たとえ人工物付きの歯であっても、その歯を長生きさせること。
それが大目標。

人工物付きの歯は、全くの天然歯より、多くの問題を抱えています。
だから、いつ誰の手によってなされた人工物かはわからないが、その人工物付きの歯も長生きさせるための悪戦苦闘のやり直し治療や、そのあとの歯の健診があります。
健診が、単なる人工物を増やすための動機や温床にならないよう、気をつけて。

患者も歯医者もしっかりした健康意識、治療哲学をもたないといけません。

本当の歯科治療は、直しが終わったときからはじまります。
直して、終わりではありません。
そこがスタート。
直ったら終わり。そうしたい患者さんもいるかもしれません。
が、そういう患者はウチに来てはいけません。
歓迎しません。

歯の本当の喜びは、天然であれ人工であれ、その歯の長生きです。
その歯が元気で、生きている限り、かむ仕事ができることです。
感謝とともに、食べものを楽しく、美味しく、かめていただけることです。
こんなうれしいことはありません。
こんな体にいいことはありません。

身体は老いる、歯も老います。
身体はゆがむ、歯も歪みます。
身体はちぢむ、歯も減ります。
身体は汚れる、歯も汚れます。
身体はかわく、歯も乾きます。
だから、
歯の見まもりとケアとかみあわせ。

身体は天然記念物、歯は天然または人工記念物。
指は生まれたとき10本なら、死ぬときも10本。
歯は生えそろって28本なら、死ぬときも天然歯人工歯連合体で28本。
で、あってほしい。
それをあなたと歯医者で、つくりあげるのです。
歯は治療が終わってから、それからが通院本番。

歯医者へは、健康でも行くところ。
歯医者は、チェックに行くところ。
画一的に掃除をただおまかせで、してもらうところではなく、
口の中の掃除などの課題が達成できているか、
新たな問題が起きていないか、健診に行くところ。
そうやって、歯科を活用してください。

あなたの歯は、あなた自身の財産。
あなたの歯は、親からの贈り物。

何十年とかんで来た。何十年と。
そのあなたの歯は、その何十年間、「同じ歯」を使ってきました。

爪は伸びます。骨は変わります。入れ替わります。
髪の毛は伸びます。細胞は変わります。皮膚もまた。
身体の中で、同じものを使い続けてきたところなんて、歯以外にありません。

身体の老化は、入れ替え更新が間延びしたり、更新低下であるに過ぎません。

しかし長い間、同じものを使い続けている唯一のものが、歯！

歯は、あなたの人生とともにきました。
歯は、あなたの喜び悲しみ全てに、立ち会ってきました。
小学生中学生だったとき、ニカッと笑った写真に写っているキレイな歯と、今の自分の天然の歯とは、全く同じ歯です。
全く同一の歯なのです!!

だから歯は、あなたのお地蔵さんなの。
そのお地蔵さんが、並んでるのです。
今なお、元気で。
これからも是非、元気で。
だから、ありがとうの気持ちを込めて、毎日キレイにしてあげてください。
今日まで、ありがとう。
これからもお願いしますね、と。

歯のかみあわせは、天然歯と人工歯の両方を分け隔てなく診ます

天然歯同士の組みあわせのかみあわせ、
天然歯と人工の歯との組みあわせ、
そして人工歯同士の組み合わせがありますが、同じように歯のかみあわせです。
天然歯だからかみあわせはこうとか、
人工歯だからかみあわせはこう、ということはありません。
あるのは、体と調和するかみあわせ。バランスの良いかみあわせです。
つまり、かみあわせの位置が良いこと、
そして、かみあわせる動きがスムーズであることです。
従って、天然歯であっても、歯のかみあわせが悪いこともあるし、
人工歯でもかみあわせがよければ、調子よく長持ちする条件を備えています。
天然歯と人工歯は、全く組織が異なるため、硬さも違います。
それは噛むときの食感も違いますが、それ以上に違いが出るのは、
減り方。
人工歯が、天然歯と同様に減ってくれるのであればありがたいのですが、
天然歯より硬い人工歯（以下、硬工歯と略します）なら、
天然歯と同様には減りません。
もう一回くりかえします。天然歯同士の減りが10であると、上下の天然歯はそれぞれ5と5、同じように減るとしましょう。
しかし、天然歯より硬工歯なら、どうでしょう？

天然歯と硬工歯の場合、10減るところ7しか減らないでしょうか？
そんなことはありません。やはり合計で、10減ります。
そのとき硬工歯は、天然歯より硬いのですから、天然歯と同様には減りません。
むしろ自分はあまり減らないで、
天然歯をよりたくさん減らしてしまわないでしょうか？　自分は残ってしまう。
つまり硬工歯はそのかみあう相手が天然歯なら、
天然歯をより多く減らしてしまうでしょう。
5減るべきところ、硬工歯は1しか減らないとすると、
相手の天然歯が5プラス4の9減るといった具合です。
自分だけはいい子にしていて、相手に迷惑をかける、そんなイメージです。
また硬工歯と硬工歯の場合ならどうでしょう。確かにお互い減りませんね。
しかし、口の中の他の部分、天然歯どうしのところとの減り方の違いのアンバランスは起きないでしょうか？
起きたとしたら、それはかみあわせのアンバランスの原因にもなるといえます。

歯は使えば減る。至極当たり前ですね。タイヤと同じように。
大切なことは、減らないことではなくて、
減っても均等に減り、みんなと同じように減り、
減ってアンバランスになるのを、少しでも最小限にすることです。
歯に悪いストレスが、追加されてかからないようにすることです。

アメリカ咬合学会一般向けパンフレット（日本語訳）より

薬が効かない時に……

『歯科的なストレス』というとほとんどの人は、いわゆるムシ歯の痛みを想像いたします。ムシ歯の痛みの場合には、通常激しい片頭痛や、背中や首筋の痛み、耳の灼熱痛などは伴いません。また、一見歯とは関係のないように見えるめまいや慢性的な疲労感、精神的なイライラ、耳鳴りや耳の閉塞感、一時的な難聴、嚥下困難、記憶の一時的喪失、関節炎様の節々の痛み、体の部分的麻痺感などが実は歯のかみあわせなどと関連していることもあまり知られていません。

しかしながら少なくとも5000万人のアメリカの人々は、『歯科的ストレス』が直接の原因で発病する上記のような様々な症状に悩まされています。通常、一般医学教育の中では、歯と顎骨との関係、あごと全身との位置的な調和についての教育はおこなわれていないため、一般医で診断してもらえることはほとんどありません。また、歯科医師の中にもその仕事が患者さんの全身の健康に、どのくらい結びついているかを認識していない人がかなりあります。

その結果、多くの慢性患者の方々は効きもしない強い薬を使いながら、各専門医の間を次から次へと渡り歩くことになります。さらには痛みが耐えられないほどひどい場合など、まったく不必要な手術を受けることになってしまったり、精神科に紹介されてしまう場合すらあります。精神科ではその原因を認識せずに、症状のみにとらわれがちであるため、当然のことながら治療効果はありません。

その原因は多くの場合、顎と顎関節（下顎が頭蓋骨に蝶番によってつながっている関節）との不調和にあります。この部分には数多くの神経や小血管が分布しているため、位置的にズレを起こした関節は激痛を起こすことがあり、この痛みは顎の位置を正しくなおさない限り、良くなることはありません。ズレた顎の位置を正しくするためには、口の中にバイトプレートをはめるような方法から、歯並びを変えたり、歯のかみあう面の傾きを部分的に削って改善するような方法までさまざまな治

療法がとられます。入院や手術を必要とすることは滅多にありません。（中略）顎の位置のズレは、その他の骨格（例えば脊椎）に悪影響を与え、さらにその他の関節や神経、筋肉、血管などにも波及してまいります。自然の道理として、体におこった一つの問題を補正しようとすることによって、次の問題が引き起こされてくるわけです。

　顎関節の位置異常に基づく『歯科的ストレス』はこの関節の特殊性からいってのがれることが難しく、この種のストレスの中で最悪のものといえます。例えば、傷ついた肋骨は使わないようにして休息させることが可能ですが、顎関節をまったくつかわずに、休ませることは不可能です。私たちは気づかない中に、一日数百回も飲みこみの運動をしますし、寝ている間にも歯をかみしめたり、歯をすりあわせたりする運動をおこないます。このような運動をおこなうたびに上下の歯は、ズレた位置でかみあうことになり、それがストレスとなってしまいます。下顎の筋肉は、上下の歯の噛み合わせのズレを補正しようとして、下顎に緊張した不自然な位置を取らせようとします。その結果、まもなくこの緊張は、連鎖反応的に全身に広がります。

　有名な、ある顎関節治療の専門家は、この連鎖反応を靴の中に鋭い小石が入っている場合に例えて説明しております。この場合、つま先やかかとだけを使って、変な格好で歩けば、直ちにその小石による痛みを避けることが可能ですが、まもなく、くるぶしやふくろはぎ、ひざ、腰、さらには背中の下の方まで凝ってきたり、痛んだりするようになります。ちょうど顎関節の場合、顎のズレを、頭、首、肩などの筋肉が補整しようとするのと同じです。唯一の違いは顎関節の患者さんの場合、単に小石を靴から取り出して、問題を解決するというわけにいかないことです。このような患者さんは夜となく昼となく苦しめられることになります。（後略）

　　　パンフレットは、The American Equilibration 学会のメンバーによって、患者のために用意されたもの。日本語訳は、藤本順平歯科医師。日本歯科医師会雑誌第37巻8号（1984年）に掲載されています。

これ以上、かみあわせを悪くしない

かみあわせの差のレベルは、ミクロン単位です。

かみあわせで苦しんでいる方がみえます。
その方の多くは、症状を家族に理解してもらえない。
ではありません。
症状を歯医者に理解してもらえない。というものです。

かみあわせは、そのくらい微妙です。
かみあわせの狂いは、そのくらい微妙です。
髪の毛の直径は100ミクロン程度ですが、
それより細かなかみあわせの狂いで、症状が出ます。
それより細かな違いが、患者にはわかります。

かみあわせは、数ミクロンから数10ミクロンでかわります。

普通かみあわせは、多かれ少なかれ誰でも狂っています。
だんだんと狂い、ゆっくりズレていくので、自分ではわからないだけです。

しかし何かの拍子、例えば、歯の治療でいきなり変わった場合、特に高くなったり、あるいは

歯を倒すような斜めの力が歯にかかると、それがわずかでもわかります。
わずかに低い場合もよくないのですが、
ほんの低いことについては、体は鈍感です。
違和感ありませんということになってしまうのですが、これもよくありません。

したがって、かみあわせの治療の基本とは、このミクロン単位で合わせていくことです。つまり、調整です。

かみあわせがなければ、新たにかみあわせをつくりますが、
良くも悪くもすでにかみあわせがあれば、かみあわせ治療の中心は、調整です。

以前、東京のキー局から、歯のかみあわせの取材で、テレビクルーが大挙来たことがあります。
しかし、1日のかみあわせ臨床治療の撮影の後、これは微妙すぎて、テレビではわからない、テレビでつかえないといって帰ったことがありました。そのぐらいわずかな調整治療で変わるのが、かみあわせですね。

かみあわせの健康はバランス
体の健康もバランス

かみあわせの健康は、
上の顎に対して、下の顎の位置が適正かどうか、です。
次に、下の顎が動きやすいかどうか、です。
さらに細かく見ていきましょう。

(1) 顎の位置
(1-A) 上の顎から下の顎までの距離。つまり上と下の高さの狂いです。
何ミリというのはありませんが、上顎の根元から下顎の根元までの長さ。
年とともに、下がっていきます。
同じ高さを保つことは難しいが、年齢性別骨格により一定の高さがあるはずです。
(1-B) 上の顎に対して、下の顎の左右の位置。つまり水平的な横ずれの狂い。
どちらかに片寄っていないか、見てみましょう。
顎がみにくければ、顔の輪郭でもいいです。
顔下部の外形線が左右均等になっているか、いないでもわかります。
また、上下くちびるのズレや、ほうれい線の左右非対称でも、見ることができます。

(1-C) 上の顎に対して、下の顎の前後の位置。つまり前後的な狂い。下の顎が奥に入っている、つまり後ろに下がっていても、よくありません。

(2) 顎の動き
(2-A) そっと閉じたときに、左右の奥歯が同時にさわる。
そのとき前歯は、軽く離れている。
全体がさわる前に、どこかの歯が先にさわり、それから全体がさわるなら異常。
(2-B) 横に動かしたときに、どこかの歯がじゃませず、スムーズに動く。
(2-C) 前に動かしたときに、どこかの歯がじゃませず、スムーズに動く。

位置もよく、軽く動いて、自然な感じがあれば、良いバランスです。
あとは、詳しく他覚的に診てもらいましょう。
かみあわせが、身体の健康ともバランスがとれていれば、申し分ありません。

イエス、しあわせ、かみあわせ

しあわせの歯音カチカチ。
しあわせは、食事のひととき。
美味しいねー。かめて、しあわせー。
かめることは当たり前、誰もが若い時はそう思っていました。
でも、かめることは当たり前、ではありません。

長い間使って、あるいは歯が抜けたままで、
また治療した後から、かみあわせが悪くなって、
うまく噛めなくなると、その悩みはときに深刻になります。
毎日の食事も美味しくないし、食べ物を楽しんで味わうこともできません。
食事が、苦痛になりますね。苦痛と痛みの元になります。

自分の歯でも、人工の歯でも、かみあわせが良いかどうか、
簡単テストしてみましょうか。

まず、顎を閉じたり開けたりしてみましょう。
上下の歯を軽くカチカチします。

さあ、はじめます。

そーと閉じてみましょう。トントン閉じてみましょう。
上下左右の奥歯全部が、同時一斉に、当たりますか？
「カン」という乾いたキレイな、一音がしますか？
「カンカン」しても顎はズレず、力も入りますか？

さあ、どうでした？
ニゴった音やダブった音ではなく、
アゴもズレず、力も入るなら、まずは一安心。

かめるしあわせは、食べるしあわせに直結しています。
とりわけ高齢者は、
食べ物をかめるから、食べられる。
かめるから、美味しい。
かめると食べるは、セットですね。

カチカチと歯音、それはあたかも打楽器のようで、
身体の中に心地よく響けば、まだまだ長生きできますよ。

歯医者はかみあわせを入れ歯でつくってきた

歯医者のルーツは、歯抜き屋と入れ歯職人といわれています。
歯抜きは、痛む歯を抜く仕事。
歯の治療がまだできない時代、痛みからの解放は抜歯しかありませんでした。
抜くときは痛いが、抜いてしまえば虫歯の痛みから解放されます。
歯を抜いてあげるのが生業と言えます。
抜いて終わり。抜けたら終わり。抜いた後は放置。

一方、抜いた後、そのままにできない特権階級の人のために、注文に応じて義歯をつくる入れ歯職人も、のちに誕生しました。
人間の欲求、時代の要請でもあったのでしょう。
さらに時代は下っても、歯のないところに歯をつくってきた歯医者は、もちろん歯医者自身にとって、自分の手仕事そのものでした。
入れ歯をつくる、それが自分の仕事の中心。
つまり、歯のない患者の入れ歯は、自分でつくっていました。

そしてさらに時代は下り、歯の保存治療の方法が各種考案され進歩し、歯を抜かなくても、少しずつ補修できるようになってきます。
そうなると歯医者は歯の治療もし、入れ歯もつくる、という時代に入ります。

歯の治療と入れ歯づくり、それは歯医者の仕事の両翼にして、両輪でした。

治療で歯を保存するため、抜かなくてもいいように工夫する。
しかし、それでも保存できない歯は、最後は抜歯。
そして抜歯の後には、入れ歯を入れます。いわゆる人工的な咀嚼復活装置です。

入れ歯は通常、患者自身で取り外し自由なものです。
そのため、入れ歯がなければかめませんが、入れれば、そこでモノがかめます。
入れ歯とは、もともと患者自身が入れたり出したりできるものです。
ですので、痛くなくかめれば使うし、
かむときに痛くてかめない、うまくかめない、外れてしまうものなら、患者自身が自分の意志で、外してしまいます。
つまり、まにあう入れ歯なら入れているし、不都合なら外して使いません。
単なる飾りとしてかまないときだけ入れていることになります。
どうするかは、患者の判断です。

そういう意味で、入れ歯の成否は、患者が主役となって判断できるわけです。
ダメな入れ歯はしないから、ダメな入れ歯にはお金は支払われない。
そうなると困るのは、製作者である歯医者。生計が立ちません。
それでは困るので、かめてまにあう入れ歯をつくるために、努力す

るわけです。

入れ歯の歴史から見れば、最初は単なる見かけだけの飾りであったとしても、そこに少しずつかめるための試行錯誤があり、工夫が入り、努力が実っていく。繰り返すと、
歯のないところに人工物を入れて、モノをかもうとすることは、言い換えれば、『かみあわせをつくる』ことに他なりません。
入れ歯をつくるということは、かみあわせをつくることでもあったわけです。

考えてみてください。
歯が一本もなくなれば、どこでかむことも不可能になり、
モノをかむ機能、かんで食べる機能は、完全に損なわれます。消失します。
そこに、かめる入れ歯を入れることは、もう一度かむことの復活を意味します。

こんなうれしいことはありません。
機能回復という点では、足がなくなって歩けなくなった自分が、義足をつけることによって再び歩くことができる、そのことと同じなのです。
かめる入れ歯をつくるということは、かみあわせをつくることと同意語です。
その典型が、一本も歯がない人の総入れ歯。
総入れ歯は、かみあわせが「無」である人に、かみあわせ「有」を

提供します。
製作者からみると、無から有をつくりだす仕事です。

かみあわせがないのに、どうやってかみあわせをつくる？
それが長年の歯医者の、主たるテーマであったことは、いうまでもありません。
入れ歯をつくることは、かみあわせをつくることですから。

従って入れ歯をつくりながら、歯医者はじつはかみあわせの学びを同時にしていたわけです。必要があって。

かみあわせをつくると言わずに、入れ歯をつくるといってきたにすぎません。

入れ歯とかみあわせは、このように一体のものでした。
入れ歯が上手にできれば、入れ歯職人は評価され、
評価されれば生計が成り立つ。
生計が成り立つためには、かみあわせが上手でなければなりません。
従って、『入れ歯の歴史は、かみあわせの歴史』と言っても過言ではありません。

かみあわせだけ単独で別個にあるのではなく、入れ歯とともにあったのです。

入れ歯は100％ものづくりですが、かみあわせも同様にものづくり

だったのです。
しかも、かめるか、かめないかをかけた、そのものづくり。

歯のないところに、かみあわせをつくる。
それは入れ歯の歴史の中心にして、かみあわせの歴史そのものでもありました。

歯医者は、いったい何を基準にかみあわせをつくってきたのでしょう。
歯は残っていません。残っているのは、顎の土手ぐらい。
住宅を建てるのに、目安は何もなく、あるのは地面の更地のみという状況です。

歯医者はそこで、基準にしたのが顎の土手。そして顎の動き。
というか、それしかなかった。基準にしようにも。

それを唯一の手がかりとして、かめる入れ歯をこしらえていったのです。

> あっ、
> そのかみあわせ、違うんじゃないですか？

街頭や電車で、人の顔をいつも、まじまじとよく見ます。
顔は、頭蓋骨と下顎の骨がセットになって、皮で包まれたものです。
上顎の骨は頭蓋骨にくっついていますが、下顎の骨は両端が丸くなっていて、
頭蓋骨はそれが入る凹みを有し、関節をつくります。
その関節は自由度が高く、咀嚼と発音を提供します。
かみあわせにより、下顎の骨の位置は変化します。
減れば、上下の高さは短くなります。つまり低くなります。
右と左では、一方が他方より多く減れば、通常、低い方に下顎は流れます。
つまり、横へのズレができ、皮で包まれている顔の人相を変化させるのです。
下の顎の骨が右にズレていれば、顔の下半分が右膨らみの相を呈することに。
それに加え、右ズレに高さや前後の変化も加わり、様々な顔の変化となります。
顔の歪みは、歯のかみあわせと関係があります。
歯のかみあわせは、頭の傾き、肩の上下やねじれの体位とも関係？
そして、ある種の頭痛や肩こりなどの原因にも、なっているかもしれません。

下顎の位置がズレているのなら、そのズレた位置で止めておくことや、ズレた位置で咀嚼や発音することは、日中夜間を問わず、日常的なことなので、
下顎をその位置でキープしておくためのストレスや緊張は、当然発生しますね。
ズレた位置でのバランスは身体がとってくれていますが、
その結果は人体の各所に出るため、人を見ることはかみあわせの勉強になるわけです。
もちろん、診療所では顔と身体と歯のかみあわせを、関連させて診ています。

ズレたかみあわせを患者さんで自覚している方は、通常は少ないと思います。
ましてや、歯のかみあわせと顔の歪み、身体の歪みや緊張と、関連付けて、
自覚している方は、もっと少ないですが、気がついている患者さんもいらっしゃいます。

ズレたかみあわせは少しずつズレてきたものですから、あまり気がつきません。車に例えると、片減りしたタイヤで知らずに走り続けるようなものです。
そして、たとえ気がついたとしても、自分では修復修正がまず不可能なことが多いと思います。

かみあわせのチェックは、
診療台から降りてやるべし

診療台の上に患者さんをのせておこなうなら、必ず背板を立てて。
これが、鉄則です。
診療台の背板を倒して、正しいかみあわせを診ることはできません。
通常は、患者さんがイスにこしかけて、かみあわせを診ます。
そして、かみあわせは赤い色などがついた薄いカーボン紙でやりますが、
片方だけ見たいときにも、同時に左右両側に入れます。
なぜなら、片方だけ入れると歯のかみあわせの位置がズレやすくなるからです。
また、左右のかみあわせの強さが比較できないからです。
かみあわせは、上の顎に対して下の顎の位置がどこにあるかです。
その上下の顎の位置は、上下の歯のかみあわせによって決定しています。
下の顎は、頭蓋骨と関節を通して関係していますが、
自由度が高く、頭の位置によって、下顎の位置は微妙に変化します。

背筋を立て、まっすぐ頭を立てた状態でカチカチしてみてください。
これが基本です。
そのときの左右のかみあわせの当たり、当たる場所を覚えましょう。
次に、頭を天井を見上げるような上向きの状態にして、
同じようにカチカチすると、あらっ？　あらっ？

さきほどとかみあわせのあたる場所が違うことに気がつくはずです。違っていますね。
どう違うかというと、上を向くと水平の時より、奥歯が早く強くあたりますね。

次に、下向きにしてみてください。
すると、水平の時より前歯が先に強く当たるようになります。そうですね。
頭の位置で、かみあわせの当たる位置が変化するのが、おわかりになりました？
かみあわせの当たりが変化するのは、下の顎の位置が変化するからです。
つまり、自由度の高い下顎骨は、頭の位置が上向きでも下向きでも、それとは関わりなく、別個に、重力の影響を受けるからです。
頭が上向きなら、下顎は奥寄りに下がります。
だから、奥歯と接近しやすくなります。
頭が下向きなら、下アゴは前寄りに下がります。
だから、前歯と接近しやすくなります。

従って、かみあわせは日常生活に照らし、
起きて、背骨が立っている状態で、診るのが審査診断の基本となります。
もちろん歯をつくるときも、この姿勢でかみあわせの記録をとるのが基本となります。
かみあわせは、イスにこしかけた状態でみましょう。

かみあわせの当たりに古い新しいはあるが、かみあわせの治療に古いも新しいもない

あるのは、治ればいいってこと。
毎日、かみあわせて使い続ける歯。
その歯は顎の骨に埋まり固定されているので、
歯のかみあわせにより、顎の位置も決まり、顎の動きは制限されています。
そして、歯は使えば減ります。
使って減ることはかめた結果なので、これ自身は問題ではありません。
歯が減っていく現実を細かく見れば、
かみあわせで当たるところが小さな点だったとしましょう。
小さな点は、かみあっていくうちに、少しずつつぶれて大きな点になります。大きな点というか、面になっていきます。
少し違いますが、例えていうと山が低くなるようなもの。
正常と言われる減り方と異常な減り方の違いは、
正常の場合は減るには減るが、まんべんに均等に多くの面に当たりがあり、
しかも歯を倒すような当たりがないということでしょうか。

一方、異常な減り方というのは、当たりが片寄り、
歯に強いストレスがかかる当たりがある、
あるいはそのような当たりが何らかの理由で、追加された結果と言

えます。
歯どうしがかみあうかみあわせには、
前からある当たり、つまり古い当たりと、新しくできた当たりがあります。
古い当たりから新しい当りまで確認するのが、歯科医師の仕事と言えます。
どこにどのように当たりが点在しているのか、です。
また、いい当たり、悪い当たり、普通の当たりなどなど細かく見ていきます。

繰り返しますが、かんだ結果ついた跡が、かみあわせの当たりですので、
歯についた当たりは、これまでかんできたかみあわせの跡の全記録です。
全ての履歴とも言えます。
また、かんだ歴史の足跡と言えます。
したがって、今はそこでかんでいないけれど、
かんだ跡がついているということももちろんあります。
だから、かみあわせの跡を見れば、その人の『現在の』かみあわせのみならず、
過去からのかんだ履歴が、全て歯に残っているということです。
かみあわせの診査診断には、これ以上ないほどの貴重な手がかりと言えます。
一方、かみあわせの治療に、古い新しいはありません。
なぜなら、かみあわせの治療は、

ズレたかみあわせを戻すこと、なくなったかみあわせをつくること
だからです。

ズレたかみあわせは、戻せばいいのです。
なくなったかみあわせはつくればいいのです。

戻すとは、ズレた方向と量がわかればできます。
つくるとは、
全く歯がない、つまり失われたかみあわせの人に総入れ歯をつくって、
かみあわせを復活させてきた歯医者の輝かしい歴史があるから、
それに学べば、よいのです。

それらが治療の考え方の出発点です。なので、かみあわせの治療の
基本には、古いも新しいもありません。
そうです、これこそが歯科の歴史の核心だからです。

ですから、かみあわせに問題がある患者さんのかみあわせを診ると
きの、
基本的な手順を説明すると、このかみあわせの位置がどうズレてい
るかから入るのです。

上の顎に対して下の顎が、前後左右高さの３つのファクターにおい
て、
それぞれがどうなんだろう、どうズレているんだろう、と。
その次に、このかみあわせの位置で顎を動かすときに、動かしにく

くしているファクターはどこの歯の、どの面に、どのようにあるんだろう、と。

以上のことと、患者さんのかみあわせの自覚症状をくまなく聞くこと、
さらには私の方から歯と身体や心のことについて、過去から現在にわたって生活全般のインタビューをします。
以上4点を重ね合わせて、
かみあわせと症状がどう結びついているかの診査診断をするわけです。

これらを基本として、さらに詳細について詰めていくわけです。
もちろんそれは、なぜこうなったのかを遡っていくことでもあるのです。
歯のかみあわせの当たりをみることは、
素晴らしい骨董品を隅々まで、目を皿のようにして、
愛でながら眺めるのとほとんど変わりません。
実際の歯にせよ、石膏模型上の歯にせよ、
歯の表面のかみあわせの跡には、全ての情報がインプットされているのです。

それらを読み込んでいくのが、かみあわせの歯科医師の仕事、
どれだけ読み取れるのかが、かみあわせの歯科医師の力量やキャリアだと思います。

かみあわせの歯の治療の原点は、義歯にあります。

歯がなければ、総義歯。
歯が残っていれば、つまり歯がある患者さんの歯も、同じく義歯と考えます。
外せないけれど、天然歯であっても義歯と考えます。外せない悪い義歯。
外せられれば、義歯をつくり変えれば済む話ですが、
外せないので、この義歯を口の中で、
どのように、改善していくか、改良していけばいいかという話です。

天然歯が並ぶ義歯、この口に自分が義歯を作成したとして、
その義歯とはどのように違う義歯が入っている？
つまり、義歯づくりの経験から、逆に天然歯の義歯のかみあわせのズレが見えてくる。
そういう目で、診ていくというのがポイントになります。

次に、そのズレを前後的、左右的そして高さの目減りの3点を統合して、
顎全体のズレについて、まとめてみると、方向が出てきます。
ズレている方向が出たら、そのズレの反対に顎を戻していくのが、治療の方向性になります。
しかし、ズレている分量を全て回復すれば、いいというものではありません。どのくらい戻せばいいのかは、
その人の年齢と性別そしてズレている期間の長さなどによって、異なります。この人の場合はここまでにしておく、止めておく、
あるいはあの人の場合は、かなりの程度まで回復できる、などさま

ざま。
いわゆる、さじ加減して結果を出すのが、臨床のキャリアとなります。

ズレを見つけることが、かみあわせの診査診断の基礎ですから、
かみあわせの治療は、ズレを戻す事につきます。
ですから、かみあわせの治療に古いも新しいもありません。
あるのは、どのようにズレていて、
それが自覚症状と、どのくらい因果関係があるかです。
ズレの原因をつくっているかみあわせの悪い当たりの部分、
それを調整すれば、かみあわせのバランスが改善されることになります。
その結果、かみあわせの自覚症状が変化し、身体の諸症状も変化します。
身体の諸症状が好転するのは、おまけのようなもの。
歯のかみあわせがよくなるようにすれば、顎だって身体だって、喜ぶのです。

くり返します。かみあわせの治療とは、かみあわせのバランス回復。
あるいはバランス創生。
したがって、かみあわせの治療に、古いも新しいもなく、
アンバランスになっているかみあわせを、どう調整して、
ストレスを少しでも、どう軽減するかということです。

それが、かみあわせ治療のスタートとなります。

カチカチとかんだカーボン紙で医者がみるもの

腰掛けて、背筋を立てて頭がまっすぐになっている状態で、カチカチ。
当たっているところは、赤色などのカーボン紙の色が落ちます。
それで、歯の当たりの強さ、当たりの数、そして当たりの場所がわかります。
当たりの強さは、奥歯に均等に。
当たりの数は、多い方が良く。
当たりの場所は、前歯にはない方がいい。
そして、左右に差がない方がいいですね。
一方、歯にはカーボン紙の色が付いています。
歯にカーボン紙の色はついてないが、光っているところは、
動いたときに歯が当っているところ。または歯が当っていたところ。
普通にカチカチしても当らないが、モノをかんでいるとつくところ。
すなわち、動きの中で当るところと考えていいです。
また、今は当っていないが、かっては当っていたところかもしれません。
このように歯には、かんだ跡が履歴として、すべて残っています。
これを診て、良いかみあわせか悪いかみあわせか、
また、どこが良くてどこがどう悪いのか、観察し判定していきます。
最も大切なのは、なぜこういうかみあわせになったのか、を考えることです。その原因を見つけ出すことが、診断と治療方針のベースになります。

患者さんから、聞く

通常、身体が悪ければ、各種検査で、どこがどの程度悪いか判明します。
しかし、かみあわせの場合、各種検査では、ほとんどわかりません。微妙すぎたり、細かすぎたりして、見た目でも、撮影して観察しても、各種の検査機械でも、わからないことの方が多いと言ってもいいです。

その狂い、そのズレが、ほんの数ミクロンということが日常的にあるからです。
そのため、ただ口の中を見ただけでは、歯医者にもわからないことがあります。

そこで、どんなふうに不快なのか。
それを、患者さんから聞くことが、ものすごく大切になってきます。

しかし、患者さんにも、その苦しさをうまく説明できないこともよくあります。患者さんのいうことをよく聞き、否定せず、
歯医者自身は、納得できようができまいが、
この際関係なく、順々に話を聞いていきます。
そして、現症の状況が聞けたら、これまでの歯のこと身体のこと、今の生活のことなど、できるだけ聞きます。
それは問診というよりインタビューのような感じで、

これまでの生活や病歴、通院歴そして身体全般について、精神面について、
時間をかけて、お聞きしていくわけです。

その話と、このかみあわせと、身体のバランスとあわせて、
因果関係として構成できるのかどうかを考えます。
それがまずは、かみあわせ歯医者の最初の仕事だと言えます。

かみあわせの診断は、
模型の読み込みが大切

数字でも出なければ、映像でも判別できないことの方が多いといえるのが、
かみあわせではないでしょうか。
口の中の歯を見てわかることもありますが、
臨床では歯型をとって模型をつくります。
それから、かみあわせを考察します。

主訴は患者さんから聞けばわかりますが、歯のかみあわせの何が問題なのか、なぜこういうかみあわせになったのか、
それを模型から熟考するのが、かみあわせの不思議を解き明かす、
一番のカギ。

その解き明かしには、
一人一人全て違うそれぞれのかみあわせを診てきたキャリアが、元になります。

歯は、一本ずつ生えてきて、並んで、かみあって、
左右前後上下に、調和して完成していくのですが、
そのときの場の環境やその他の要因によって、必ずしも理想的にはいきません。

ましてや生えはじめ、生え変わりしているときも、口全体ではかんでものを食べていますし、生えそろって全て永久歯になってからも、毎日かんでいます。
かめば歯は減りますが、うまく減るとは限りません。
歯の表面には、よく観察すると、かんだ跡が必ずついています。
これは、いままで食べて、どこでかんできたかの履歴そのものです。
かんでついたあとが、全て残っているわけです。

だから、それを見つけ探っていけば、
これまでの全てのかみあわせの移り変わりが、変遷全てが、
判明するということです。

これって、すごいことですよね。
今のかみあわせだけじゃなく、これまでのかみあわせの全ての記録が、
かんでついた跡です。歯には、かみあわせの履歴が全て残っている。
かみあわせの審査診断をする場合、
これを第一級資料として、使わない手はありません。
これこそ、大切な資料、かけがえのない資料と言えます。
そのかみあわせの跡を診る方法に、
口の中を直接診る方法と、いったん歯型をとって診る方法があります。
慣れてくると、歯型模型をあらゆる方向から診ることの方が、よくわかります。あたかも、骨董品のお茶碗をつくづく眺め尽くすように。

歯のみならず、歯肉やその下部の骨も観察していきます。

模型の歯に残っている、かんでついたと思われる減り方は、
歯医者なら誰でもわかるはずです。
探るテーマはかみあわせ。今の跡か、以前の跡だろうか、と。
例えば、今はここの場所ではかんでいないのに、かんだ跡がある。
なぜ？いつ？ついたのだろうと、推理していきます。
その時のかみあわせは？その時のアゴの位置は？その時のかみ癖は？などなどです。

かみあわせは、歯ならび、歯の傾き、ねじれなど、かむ力で様々に
変化します。
かみぐせは、かみやすいところでかんでいると、つきますが、
一度つくと固定化する傾向があります。
いつもかんでいるところは、よりかみやすくなり、
何気なく避けているところは、よりかみにくくなるからです。

かみあわせの動きは、どうだろう

ものをかむ、それは下の顎が動くからできること。下の顎が。
でもただ、閉じるだけが動くことじゃない。
右でかんだり、左でかんだり、前でちぎったり、顎はいろいろ動きます。
また細かな動きが顎にできるからこそ、いろいろな国の言葉も発音できます。

右でかむときには、下の顎は、自動的に少し右寄りになって最終の位置へ。
左でかむときには、下の顎は、自動的に少し左寄りになって最終の位置へ。
最終のかみ終わりは、上下左右の奥歯がかみあう、いつものホームベースです。

そこに至るまでの過程が、顎の動きとなります。
スムーズに滑るようにその過程が営まれているかどうかが、大切です。
それが、ものを美味しくいただける顎の動きに結びつきます。

だから、顎の動きを診るときに、食べている時が一番わかるわけです。

しかし、ものが口に入っていると、外からわかりにくいので、ものが入っていない時に、顎の動きを調べる次善の方法で、診ることになります。

かみあうホームベースに、歯をかみあわせて、
そこから横方向の右へあるいは左に、顎をスライドさせる要領で、動かします。上下の歯のどこかが、触っているようにするのがコツです。
浮かさない離さないようにして力を抜いて、顎を動かしてみます。
スムーズにスライドすれば、いいですね。
しかも左右ともに、同じように。
どちらか一方はスムーズでも、他方はそうでなければ、何か問題があるはず。それを探すのも、かみあわせ歯医者の仕事です。

左右が同じように、やや外向き方向へ。
同じような道のりと長さで、やや下向きにスライドしていくのが、健全です。

スライドしていく歯同士の触っているところは奥歯でなく犬歯なら、健全です。
さらに、最初から上下の犬歯の先端同士をあわせて、スライドさせながら
ホームベースに戻れるなら、それもやってみましょう。
犬歯で糸が切れますか？
それも、健全なかみあわせの一つの証明となります。

前後の動きは、上下の前歯を先端同士にして、スライドさせながらホームベースに戻っていきます。
普段している、ものに食いつき噛みちぎる動作ですね。
ものがなくても、この動作はしやすいです。
まっすぐ奥に滑り、ホームベースにいくようなら、健全です。
逆も、してみましょう。ホームベースから前歯の先端同士へ。

つまり、顎の軽い動きとは、こういう一つ一つの顎の動きが、スムーズにスライドできるかどうか、ということですね。
どこかに引っ掛かりがあって、うまく動かなければ、
軽く動かず、ストップしたり制限がかかってしまいます。
そうであれば、かみあわせの問題を疑ってみましょう。

そーっと、閉じてごらん

そーっとだよ。そうすると、最初にどこが触れる？
どこの歯が、触れる？　右？左？奥？前？
それが、かみあわせの診断につながります。
なぜかの説明をする前に、
一度やってみましょう。まずはお口を自由に開いたり閉じたりしてみて。
何回か準備体操のつもりで、力を抜いてお口を開けたり閉じたり。
その時、自分の歯が当たるところまでは、閉じなくていいんです。
顎の関節をほぐすつもりで、顎をゆるめるつもりで、リラックスさせましょう。
それが終わったら、一度お口を軽く開いて、そーと閉じていきます。
力を抜いて、そーとですよ。静かに、そーっとゆっくり閉じていきます。
その時、最初にどこかの歯がさわりますか？
2〜3回、同じことを繰り返してみてください。
どうでしょうか？

ある歯が最初にさわって、それから全体の歯がさわる？

いや、奥の歯が同時に、全部の歯がさわる？
何度繰り返しても、どこかの歯が最初にさわるということはない。

何度繰り返しても、わからない。
それなら、第一関門通過です。

そーと閉じた時に、全体がさわるよりほんの少しだけ早く、
ある歯が先にさわる。とすれば、かみあわせのズレがありそうです。

そーと閉じてどうですか、というこの方法は、誰でもどこでもいつでもできる最も簡単で、最も確実で、最も基本になる、かみあわせの自己診断方法です。
同時に、私の臨床で患者さんに、最初におこなうテストです。

というのは、かみあわせをその位置で保持させているのは、
顎の筋肉のおかげなんです。
たとえズレていても、そこで、かめるようにしてくれているからです。
だからそんな筋肉の配慮を、一時ご破算にするため、お口を軽く動かすんです。

そーと閉じていって、最初にどこかの歯がさわった人でも、
その直後に全体がさわりますね。
考えてみてください。それは、不自然だと思いませんか。
そーと閉じていって、すべての奥歯が同時にさわる方が、やはり自然です。

それができていなくて、どこかのある歯がさわってから、全体がさ

わる。
ということは？
もう一度、振り返って考えてみましょう。
最初に筋肉を少しほぐすため、軽い顎の運動をしましたね。
繰り返します。あれは、下顎についている筋肉の緊張をゆるめる、少しでもほどいて、修正スイッチをひととき切ることです。
つまり、かみあわせが原因で顎がズレていても、
その位置で、平気でしかも不自然さもなく使ってきました。
ここが、私のかみあわせだ、と思ってきました。
つまり下顎についている筋肉のおかげで、ズレた位置に顎が合わせてくれて、
歯と歯をかみあわせてくれていたわけです。

しかし、それを保持はしてくれていたけれど、
ズレた位置での保持ですから、筋肉の力を借りての保持ということになります。したがって、ズレた位置での位置づけや、ましてや顎の運動となると、
余分に筋肉の力を借りることになるので、
顎についている筋肉は、顎の位置ズレのために、
ズレた位置での保持を強いられるため、疲れやすくなるわけです。
しかも、ズレた位置での顎の保持は、一日中続きますし、さらに毎日続きます。
疲れは、蓄積していきます。
この筋肉の疲れは、自然には改善や消退もしないし、
ましてや自分では気がついていないことも多く、たとえ気がついた

としても、
自分ではどうすることもできず、
結局位置ズレはゆっくり悪化し、筋肉の緊張は慢性化することになります。
かみあわせのズレから起きる諸症状の現実問題の
第一は、その問題に患者さん自身が気がついていないこと。
第二は、自然治癒がないこと。
第三は、周りの人も理解できなくて、歯医者も理解できなくて、患者が孤立しやすいこと。

そーっと、閉じてごらん。
これだけから、かみあわせの臨床の核心に迫ることができます。
そういっても過言ではありません。
それぐらい、かみあわせの基本の基本にして、核心とさえ言えるのです。

もちろん、ズレた顎はそのままでも、かみあわせに
「それなり」の安定感をかもしだし、
かつ、「それなり」に話せたり、
さらには、「それなり」に食べたりできるように、
自動調節してくれている生体には、驚嘆するばかりです。

前歯どうしにしてごらん

口を少し開けます。
下のアゴを少し前に出して、上の前歯の先端と下の前歯の先端をあわせます。
あいますか？
あわなかったら、モノがちぎれませんが、あわせられないこともあります。
そのときは、どこか奥歯がさわっているはず。
それが邪魔して、前歯でモノがちぎりたくても、カットできないのです。

前歯を、キウリやトウモロコシをかじるようにして。
あわせたら、その位置が、そもそも左右にずれてないか、観察しましょう。
あわせたあとは、その位置から奥歯があう位置まで、
前歯を離さないようにしながら、下げずらしていきます。
そして、左右の奥歯が当たって、かみこみの位置まで来たらおしまい。
できました？
できたら、もう一度やってみましょう。
口を少し開いて、下アゴを少し前に出して、
ゆっくり前歯どうしの先端をあわせて、

そこから、ゆっくり上の前歯の裏側を滑らせながら、
奥歯があたるところまでとじ込んでいきます。

大丈夫ですか？
それを、鏡を見ながら観察しましょう。
前歯をあわせた位置から、どのように下顎は動いていきますか？
左右にズレることなく、まっすぐ後ろに下がっていきますか、どうですか？
それとも、左右のどちらかに、ズレますか？
あるいは、左に右にふらつきますか？
これも、かみあわせの位置のズレの判断指針になります。

犬歯どうしにしてごらん

開いた口から、少しずつ閉じながら右上と右下の犬歯の先を当ててみましょう。
できますか？
そーと閉じながら、顎をやや右に持っていきながら、
上下の犬歯の先端だけが当たるようにします。
普通あまりすることではないので、やりづらいかもしれません。
ちなみに犬歯は、糸切り歯という別名がありますね。
それは、上下の犬歯の先端どうしにして糸を挟さむと細い糸ですら切れるので、
そのような名前がついたわけです。
犬歯の先端どうしを合わせづらかったら、
犬歯で糸を切るような仕草をするとできるかもしれません。
犬歯の先端どうしがくっつくと、通常その犬歯以外、奥歯も前歯もかみあわせがなくなり、あきます。
犬歯が八重歯などで、かみあわせができない場合は、
犬歯の歯の代わりに他の歯が、犬歯の代わりをになっているはずです。
犬歯の先端どうしがくっつかない場合も、
その前後か奥歯のどこかの歯が当たっているはずです。
その歯の場所を、探しましょう。
右を診たら、左でも同様に、おこないます。

犬歯の役割は、咀嚼の水先案内人です。
だから、かむ上で安全に確実に、しかもスムーズにかむための、
非常に大切なカギとなる歯が、犬歯です。

犬歯が、しっかり機能を果たしていると、
かみあわせの動きは軽く、なめらかです。

歯をあわせたら、前にズラしてごらん
横にズラしてごらん

上下の奥歯が当たるように、いつものように、かんで閉じてください。
そこが、あなたの歯のかみあわせのホームベースです。
次に、そのホームベースから、
あなたの下顎の力を抜いて静かに、前方にズラしていきます。
できますか？　スムーズにできますか？
下顎が動いていくとき、
奥歯が当たる、あるいは奥歯を引きずっていると、
顎の動きはその分重くなります。
なので、顎の動きのためには、当たっていない方がいいです。

一方、前に動かすのですから、前歯があたるのは自然です。
特に、真ん中の前歯２本に同時に均等にあたりながら、
顎が前に動いてくれば、とてもいいです。

しかも、その歯２本にあたりながら、まっすぐ前に出てくるようなら最上です。

通常モノをかみ切る時に、その逆の動きを自然に、私たちはしているからです。つまり、前歯の先端どうしをあわせて、モノをつかみ、

ちぎっていく動作です。

それができたら次に、そのホームベースから、先程と同様、
あなたの下顎の力を抜いて静かに、横にズラしていきます。
右にも左にもスライドさせてみましょう。

できますか？　スムーズにできますか？
前歯の時と同様、下顎が動いていくとき、
奥歯が当たる、あるいは奥歯を引きずっていると、顎の動きは重くなります。
横にズラしていく時に、犬歯だけが、当っていると感じられるなら、
いいです。ベストです。
犬歯の後ろにも歯の当たりがありますが、
さらに同じ側のもっと奥の歯には当りなく、
その犬歯の反対側の奥歯にも当たりがない、というならベターです。

通常、右や左で咀嚼するというのは、
その逆の顎の動きのコースを無意識に、私たちはたどっているのです。
つまり、右なら右の上下の奥歯にモノを挟みながら、
かみしめ、かみ込んでいく動作、その水先案内は、犬歯。
犬歯のリードで、自然にできていた、なされてきたからです。

ホームベースまでかみ終わったら、咀嚼運動の１回分の完結です。
また上下の顎が離れ、２回目のかみあわせが開始されます。

かみあわせのズレを正す

かみあわせの治療は、ズレを正すことが全てだと言っても過言ではありません。
ズレは、高さ、左右、前後の複合形です。
どのようにズレているかが、わかれば、それが診断になります。
そのズレを戻せばいいわけです。

しかし、臨床では、どの程度まで戻すという判断もまたとても大切です。
誰でも一律に、ズレの分を全て、戻せばいいというわけではありません。
患者さんのズレたかみあわせの期間、質、量、により異なりますし、性別、年齢、骨格の違いによっても考慮し、
どの程度戻すか、戻す量や戻し方を決定するのが、かみあわせ臨床と言えます。

そして最も大切な治療評価は、ズレを正していくと、身体が喜ぶことです。
身体の補正、復元、復帰作用といってもいいほどの、自然回帰の動きです。
簡単にいうと、身体が自分で治そうとする力の後押し。
顎が自分で戻ろうとします。それは驚くべき復帰力です。

サポートが、適切であれば。
適切なサポート、それを後押しするのが、かみあわせの治療です。

だから、身体の声を聞きながら、戻れる道を開けてあげる。ということです。
だから、その声に従えば、治療における間違いはなく、行き過ぎもありません。
それは、人為治療であっても、身体の声に従って進んでいく治療だからです。
歯科における、究極の自然治療だとも言えます。

身体が、昔の自分を覚えている？
そうです。
身体は、本来の、あるいはあるべきところに、行こうとするのです。

行きたいのに行けなくしているのが、ズレの現実。
邪魔なり、壁なり、ツカエなり、ぶつかりなり、それがあるから、不快苦痛。
自分では、どうしようもない、どうにもならない、邪魔なモノ。

それを軽減、または除去し、改善回復してあげるのが、かみあわせの調整です。

ですから、かみあわせの調整は、かみあわせを幸せにすることでもあるのです。

かみあわせの高さを戻す

かみあわせは、だんだんと下がっていきます。低くなります。
使えば減る。
その道理ですね。
使えば減るのですが、まんべんに減っていれば、最小の減り方と言えます。
顎の位置もそれによって偏ったり、ズレたりは最小範囲にとどまると言えます。

しかし、車と同じように片減りは、よくありません。
片減りは、歯をよく減らしますし、顎の位置のズレもともないます。
片減りの一つの原因は、片がみです。
ついついついてしまった片がみ、一方がかみにくいから他方でかむ片がみ。
一方に歯がないから仕方なく、片がみ。
いずれにしても、片がみはよくありません。
低くなった片がみの高さを戻していくのも、かみあわせの治療です。

各種の歯科治療で、人為的に低くなってしまったかみあわせもあります。

かみあわせの高さを回復するのは、かみあわせの治療です。

治療の仕方は、局所または全部の高さを上げます。
上げる高さの基準は、顎の位置を先に決めて、
その位置で、高さをほんの少しそれより高めに設定し、
かみあわせの調整しながら、慎重に下げていき、おさめます。
それが臨床的と言えます。

上げたり下げたり、足したり引いたり試行錯誤していい高さを探す。
そういう治療は、あまり臨床的ではありません。
ゴールを余計見えにくくする場合もあります。
マウスピースで安定させてから、というのも緊急避難的なものと言えます。
要は、どの高さがその人にとって一番楽で、一番かむ力が出るか、ですから。

かみあわせの高さを上げる治療は、ジャッキアップ治療とも言えます。
少し多めにジャッキアップしておいてから、あわせておさめていくわけです。

最近では歯科材料の進歩から、
低いかみあわせの高さを、少しずつでもジャッキアップできていくことから、
かみあわせ治療の幅が出てきました。

かみあわせのバランスを整える

かみあわせは、バランスです。健康とは良いバランス、というのと同じく。
健康なかみあわせは、実にバランスがいいですね。
少ない力でよくかめる。左右同じようにかめる。
顎が軽く、よく動く。
歯ごたえは、たまらない快感です。
かめばかむほど気持ちが良くなります。
長くかんでいたい。
ゆっくりしっかり味わって、かむことを楽しみたい。
これが、良いかみあわせの醍醐味です。

上下のかみあわせが当たるポイントと、そのバランス
下のアゴのスムーズな動きと、そのバランス

かみあわせ治療の中心は、バランスを整えることです。
かみあわせ治療の仕上げも、やはりバランス調整です。
微妙なバランスあわせは、かみあわせ治療の集大成と言えます。
個別には良くとも、全体としていいのかどうか、そのバランスをみます。

かみあわせのバランスは、使っているうちに、変化します。

本人がわからないうちに、知らず知らずのうちに。
かみあわせのバランスがくずれていないかを、定期的にチェックし、アンバランスになっていないかどうかも、診査します。

かみあわせのバランスがくずれていることは、
ひどい場合には自分でもわかりますが、通常は無自覚です。
また、かみあわせのズレがわかっても、自分では治せません。改善できません。

なぜなら、かんでいるうちに自然とついていくズレだから、です。
自然に治ること、自然治癒もありません。
なぜなら、自然とついたズレを戻すことができないからです。
それは、そこですでに、アンバランスのバランスが成り立っているからです。

従って、
かみあわせの諸問題の深刻さは、かみあわせが悪い方へ悪い方へ行くことです。

まるで、深みにはまって、溺れるように。
溺れそうになっているかみあわせは、誰かが手を差し伸べなければ戻せません。

最初は新品で安定していた新品のタイヤも、片減りしたタイヤになれば、

その片減りを、運転手自身も手に負えなくなるのと同様、
交換しなければ不安定な走行のまま、走り続けるしかないのと同じです。
タイヤ交換するまで、その減りはただされません。

一方、かみあわせの片減りがあっても、天然歯を取り替えることができません。減ったところを新たに人工物で補うこともうまくすればできますが、
かみあわせの調整と指導だけでも、ズレに歯止めをかけることができます。

要は、どのようにかみあわせがアンバランスになっているか、
的確な診査診断と、的確な治療方針が大切です。

もちろん、ズレたかみあわせの的確な治療方針というのには、
応急的な方針、もありです。
なぜなら、かみあわせがアンバランスであっても、
それでさえもバランス取りができるのが、かみあわせ調整医の力だからです。

うまいかみあわせより、おいしいかみあわせだ

うまいものよりおいしいものを。うまいものとおいしいものって、どう違う？
という楽しいおしゃべりを食べていました。
おしゃべりのお相手は、前妻の娘が嫁いだ先のお味噌屋のお父さん。
次の朝、頭をよぎったのは、
かみあわせにも、うまいかみあわせと、おいしいかみあわせがあるんだろう。
ちょっと考えてみるには、実に楽しいテーマ。
うまい、美味しいは、食べての実感。それは同じ。
しかし、うまそう、美味しそうは、食べる前の視覚的なこと。

視覚の第一は、きれいに尽きる。きれいだからそそられる。
では、どう見た目がよければ、きれいって感じるのだろう。
「白い」「形が美しい」「笑ったときに、自然で唇や顔と調和している」
その3つを代表格として、
不揃いでなく、並びが整っている。というのも、はずせない。

食品の味に、
うまいと言わせる各種人工的味付けと、天然の本来の味が、あるよ

うに。
ムシ歯などの理由で、
白い人工歯を新製したり、金属歯から白い人工歯に更新することは、あります。
その時に、
ただ、白い。ただ、キレイだけではいけません。
新しい歯が、キチンとかみあわせもしっかりしていることが大切ですね。
新しい歯が、顎の位置をズラす原因でなく、
顎の動きを不自由にする原因でないように。
かみあわせがよければ、身体喜ぶ、というわけです。

もちろん、新しいものが入ると、違和感があります。
新しい靴をはいた時のように。
しかし良いかみあわせなら慣れてくると、違和感がなくなります。
この時に注意することは、
悪いかみあわせでも、違和感の自覚症状は低下する場合があるのです。
身体が、かみあわせのアンバランスのバランスをとってくれるからです。
もちろん、悪いことには変わりませんし、
放置すれば、アンバランスは固定化されることになりますので、
かみあわせを調整し、修正することが大切です。

したがって、新しい歯の、そのかみあわせが身体と調和していて、

単なるキレイで「うまい歯」だけでなく、
キレイな上に身体が喜ぶ、かんで「おいしい歯」のために、
チェックし必要があれば調整するのが、かみあわせの健全育成になるわけです。

天然の歯も同様に、おいしいかみあわせのために、
かみあわせの微調整で、歯はイキイキですね。

お口の中から、おめでとうございます

歯は完成形で生えてきますので、
生えてから、大きくも小さくもならず、
ましてや、入れ替わりもありません。

ずーっと、同じ歯を使い続けています。
当たり前だろ！と思われている、あなた。
ちょっと考えてみましょう。
同じものを使い続けているところって、他にありますか？

体の組織器官細胞にいたるまで、骨であっても、
例外なく、新しく入れ替わりますし、成長して大きくもなり、
また歳を経れば、加齢のため小さくもなり、変形もあるでしょう。
しかし、歯自身の基本は変わりません。
つまり、乳歯から大人の歯に変わって以来、歯だけは、同じものを使い続けているのです。
唯一、歯だけは同じものを。
同じものを使い続けてきたのです！

小学校の運動会のとき、歯をくいしばって走った、あのとき。
あのときの歯と、年を経て老境を過ごしている今、
鏡に映っている自分の歯とは、全く同じものです。

磨り減ったりズレたり、汚れていても同じ歯です。
毎日の食事、毎日の会話に欠かせない、あなたの歯。
あなたの歯は、あなたのこれまでの人生とともにあり、
あなたの歯は、あなたの人生を今まで一緒に見てきた。
だから、
あなたの歯は、あなたの人生の守り神とも言えますね。
あなたの歯は、あなたのお地蔵さまとも言えるのです。

そのお地蔵さんが並んでいるのです。
ありがたいです。
これまで、一緒だったんです。
うれしいときも、かなしいときも、喜びも苦労もともに、一緒に乗り越え、
がんばるあなたを、ずーっと見守ってくれていたのが、あなたの歯だったのです。

そんなあなたのお地蔵さんを、あなたは大切にしていますか？

だから、
心をこめて、キレイにさせていただくのです。
それだけではありません。
口から入れるものは、このお地蔵さんの頭を使わせて、いただいているのです。

細かくあるいは柔らかくするわけですが、

食べる量は過ぎず、安全な食べ物を選び、
安心も一緒にいただきましょう。
喜びも一緒にいただきましょう。
食事を楽しめる。感謝とともに。
これまで本当にご苦労様でした。
今日も美味しくいただきました。
これからも、よろしくお願いします。
私の口の中にある、私のお地蔵さま一人一人に、合掌してください。

そんな気持ちで、治療もまた、心して。
予防衛生指導もまた、心して。
させていただいています。

(2016・1・2)

歯のチェックは、ムシ歯と歯周病とかみあわせの3つがワンセット

かみあわせのチェックは、まず質問から。
かみあわせのチェックは、毎回です。
治療期間中、毎回です。メンテナンス期間中、毎回です。
「かめていますか？」
右でも左でも、同じように、気持ち良く。
右も左も両方を同じようにかんでいれば、もちろん「はい」と返答があります。

「いいえ」の場合は、何がどのように不都合か、聞いていきます。
かみあわせのチェックは、カーボン紙でおこないます。
必ず、2枚。左右にそれぞれ、薄いフィルム状の色付きカーボン紙を、
フォルダーにはさんで、左右の奥歯にもっていき、
患者さんにカチカチとかんでもらいます。

その時のカギは、当たり前のことですが、患者さんが横になっていないこと。
患者さんが横になっていれば、正しいかみあわせは、わかりません。
ただ横になった時のかみあわせの位置がわかるのみです。

頭が起きていること、できれば治療イスから降りて、カチカチします。
かみあわせは、固定ではありません。
見た目ではわからないので、変わってないように見えるだけです。

したがって、歯の健康チェックは、
ムシ歯と歯周病とかみあわせのの3つをチェックすることが、ワンセットです。
かみあわせの当たりの健康チェックは、
もちろん、スタッフの仕事ではなく、
直接、歯科医師がする、歯科医師でしかできない仕事だと言えます。

かみあわせとムシ歯と歯周病の関係

かみあわせが悪いとムシ歯にも歯周病にもなります。
そのムシ歯、原因はかみあわせ？
その歯周病、原因はかみあわせ？
そんなことってあるでしょうか？

かみあわせが原因で、歯が磨きにくくなり、ムシ歯になることがあります。
かみあわせが原因で、歯を磨いても、歯周病になることがあります。

かみあわせは、力です。

その力をたくさんの場所で分担して、受け止めることができます。
だからこそ、力を入れてかむと気持ちいい。
力を入れてかめることが、快感になります。

つまり、力を入れてかんでも、歯は動かないからです。
歯は負けないからです。

しかし、特定の歯に力が集中すると、
その力が、かかっている方向に向けて、
歯に亀裂が入り、歯が欠けやすくなります。

歯が欠けなければ、その力に負けて歯が動きます。
歯がしっかりしていれば、歯は動けず、顎が動きます。
そして、原因となっているその力が、ようやく緩和されます。

前歯の歯周病の多くは、かみあわせの力によるものと考えられます。
前歯を磨いている、磨けているのもかかわらず、おきる歯周病の多くが、
かみあわせの不正な力によると、考えられます。

歯はキレイにしているね、それだけではムシ歯の予防には、なりません。
原因不明とされる知覚過敏や疼痛の原因や、歯の破折も、
かみあわせの不正な力による場合が、あります。

それらは、かみあわせの不正が原因で、結果としておきるさまざまな臨床症状。
そんなことも、頭に入れておいていただければ。

磨いていれば、歯周病にならない？

そうでしょうか、それなら、なぜもっとも磨きやすい前歯が、
歯周病になるのでしょう？
かみあわせとは関係ないでしょうか？
かみあわせが悪くて、前歯に過剰な力がかかっていると、
その力を受け止めることができる形態に、前歯はなっていません。
かみあわせると、奥歯より先に前歯があたれば、
かむ力は奥歯より先に前歯で受け止めることになり、前歯の負担になります。
その力に対して、前歯が負けて、前歯がゆるんでしまうことは、よくあります。
そのため、どんなに磨いても、どんなに磨けていても、
力によって、歯がゆるみ、動いたり、倒れたり、重なったり、グラグラしたり、
歯肉からは出血も、という困ったことになります。

上下の前歯の関係は、上はヒサシで、下はヤリの関係です。
かむ時に、奥歯より前歯が先に、あるいは強く当たると、
そのヤリで、ヒサシを突き上げることになります。
本当のヤリなら、ヒサシに穴があくでしょう。これはたとえですので、
上の歯に、穴があくことはありません。

その代わりに、
下の歯の突き上げによって、上の歯は、ヒサシが前に広がるか、
下の歯は、ヤリがつぶれるか、です。

上下の前歯は、奥歯によって、
奥歯のかみあわせによって、守られているといえるわけです。
だから、奥歯のかみあわせが、悪くなる、低くなる、なくなると、
前歯の負担が強くなり、前歯が悪くなるわけです。

奥歯と前歯は、このように助けあい、連動しているのです。
前歯は、奥歯のかみあわせの健康によって守られているといえます。

毎日、歯のブラッシングしていますね

1日何回？　1回何分？　どんな磨き方で？
それより、もっと大切なことがあります。何でしょう？
それは、
「磨いている」ことが、「磨けている」ことになっているかどうか、です。
磨「い」ていること　＝　磨「け」ていること。

そうなっているかどうか、です。
いつも、歯を磨いてはいても、
いつも、同じようにやります。
だから、
いつも、ぬかしているところ、
そこは、いつも抜けているところ、
いつも、届いていないところ。
そこに歯ブラシは、いつもいっていません。
だから、
そこだけ見たら、そこだけ見れば、
そこは、ずっと歯を磨いていない場所。
そこは、ずっと不潔が続いている場所です。
1ヶ月も、1年も、10年も、続いている不潔。

それは、身体に例えるなら、
お風呂には、入っても、
右の「わきの下」だけ、洗わずにいるようなもの。
その「わきの下」には、「垢（あか）」がたまらないでしょうか？
その「わきの下」は、かゆくなり、皮膚炎にならないでしょうか？
何か問題が、起きてきますね。
同じことが、歯にも言えます。

だから、歯も身体も清潔第一。
たとえ、1日や2日、歯を磨かなくても、
磨くときには、まんべんに磨く。
磨きはまんべんに、それが最上。

それを、大切にしたいものです。
そこが、ブラッシングの心がけで、とても大切な点。
回数や時間や磨き方は、二の次。

まんべんに、磨く。
そのために、歯ブラシ以外にもいろいろな道具があり、磨き方があるのです。
もちろん、歯ブラシを上手に使いこなしているかどうか、先ずはこれですね。
口の掃除も衣類の洗濯も、台所の掃除も部屋の掃除も、同じ。
隅っこ、やりにくいところ、そこが清潔にできて、まんべんな掃除と言えます。

話を戻しましょう。
まんべんに磨けているかどうか、それがキーワードです。
硬い歯のエナメル質、それが破壊されるには、時間がかかるのです。
その時間は、磨けていなかった日数の長さ。

磨いていることが、磨けていることになっているかどうか？
磨けていない場所、それをチェックしていただいて、
どうしたらそこが磨けるか指導していただくところが、歯科診療所
です。

しかし、指導なく、また丁寧な磨き方トレーニングなく、
歯についた汚れをただ掃除するだけ、しかも定期的に画一的に、
同じように歯を繰り返し掃除をするだけでは、いけません。
そうでなく、歯の掃除をしなくていいように、その方向性が大切。
それが、歯科診療所の力量だと言えます。

ムシ歯や歯周病の原因は、先ず不潔。
不潔から起きる問題は、清潔で解決できます。
だから、磨いていることと、磨けていることがイコールになる。
イコールにすることが大切です。
そのために、歯科医師や歯科スタッフがいます。
歯科医師や歯科スタッフを、自分の口の清潔アドバイザーとして、
もっと、活用しましょう。もっと、たずねましょう。
もっと目指せ、清潔を。
自分ではわからないところを、第三者の目で見つけてもらうのです。

清潔第一、清潔増進で、ムシ歯や歯周病に「なれない歯」にしましょう。
歯の磨き残し 20% を 10% に、10% を 5% に、5% を 2% に、残りの 2% は、歯科診療所で清潔にしてもらっていいと思います。

あなたの歯を、あなたの指と同様、生きている間、同じ本数で。
そう、亡くなる時まで、一本一歯も減らさない。
それが、目標。そのための清潔。長生きの秘訣。

磨いても、ムシ歯になるんですね。
磨いても、歯周病になるんですね。
いや、そうじゃなく、
そのブラッシングでは、磨けていなかったのです。

磨けてなかったところが、ムシ歯になったのです。
磨いていることと、磨けていることがイコールに。
そして、
磨けていれば、ここから歯の長生きが始まります。
しがいがありますよ。
やれば、やっただけのことがあります。
歯の長生きは、人生の喜びだからです。

歯を磨くことは、自分の心を磨くこと

ゴシゴシ、シャカシャカ、イエスイエス。
歯を磨くことは、仏様神様を磨くこと。
美味しいものを食べて、かめて、味わって、ホンに幸せ。
笑って話して、グチも泣き言もこぼして、今日も一日。
食べるは、身体のごはん。話すは、心のごはん。
食べるも話すも、歯から。

我が人生とともに、長い間一緒で
「私のお地蔵さん」のような
自分の歯に、感謝！感謝！です。

これまで、くりかえしくりかえしお話しした通り、
歯は磨けば、磨いただけのことはあります。
歯磨きとは、歯についた汚れ落とし。
歯磨きのコツは、まんべんに磨くこと。
心磨きとは、心についた怖れ落とし。
心磨きのコツは、ブレず使命を果たすこと。

どちらも、ご縁をキッカケとして、自分自身が変えられていくこと。
どちらもくりかえし、つまずいても立って前向いて、前に歩くこと。
結果は、あとからついてきますね。今まで歩みがそうだったように。

かみあわせのメンテに、終わりはありません

なぜ？
それはかみあわせは、生ものではありませんが、生きものだからです。
いつも食事します。食事はかむことです。

かめるから楽しい。かめるから美味しい。かめることは喜びですね。

しかし、かめば減ります。
減れば良いあたりだけでなく、悪いあたりも出てきます。
また、片がみが多いと、いつもよく噛む側の方が、多く減るのも道理。
生きている限り、モノは食べますので、
かみあわせのバランスのチェックは、身体のバランスチェックと同じこと。

健康はバランスです。同じように歯のかみあわせの健康も、バランスです。
右と左のバランス、前と奥のバランス、高さのバランス、
アゴの位置と動きのバランス、歯のかみあわせと身体のバランス。
バランスを崩さない、あるいは崩れかけたバランスを修正し、

良いバランスに整えると、ホントに身体が大喜びです。

人生の有終の美を飾る、その最期まで、かみあわせはあなたを幸せにします。

> これを読んでも、
> かみあわせは治りませんが……、
> かみあわせが少し楽になるかも

そもそも歯のかみあわせということを意識して、
歯の治療をしていたわけではありません。
歯のかみあわせは、もちろん大切にしてきました。

歯医者は、歯の良いかみあわせを提供して、生活をしてきたのです。
ムシ歯治療が上手だからでもなく、歯周病治療が上手だからでもなく、
歯のかみあわせの上手下手？

そうです、かみあわせが上手でなくては、歯医者は生活できませんでした。
なぜ？
そもそも歯医者のルーツは、歯抜き屋か入れ歯職人でした。
歯抜きは、今でいう口腔外科ですが、
大道で、歯の痛い人にその苦痛を終わらせるための、抜歯です。
ですから、抜けばいい。つまり、抜いて終わり。
一方、入れ歯職人の方は歯のないところに、入れ歯をつくる仕事です。
これは、もちろんテマもヒマもかかるので、

費用は高く、特権階級の人が対象になります。
作ったものが間に合うものか、間に合わないものか、つくっている本人でさえ、
できあがるまでわからない、一発勝負みたいなものでもありました。
だから、その入れ歯をうまくつくる仕事は、リスク多く、ときには命がけ。
歯のないところにかめる歯をつくる、つまり、無から有をつくる仕事です。

今でいう歯科補綴(ほてつ)です。別の言い方をすれば、ものづくりです。
ものづくりだから、上手下手がでます。そこに技が入ってきます。
入れ歯の要点は、痛くなく、外れず、かめること。
この３つがそろっていることです。

入れ歯は、歯のないアゴの土手にそった格好をしていて、
密着していてはじめて、吸着します。
したがって、
入れ歯の硬い人工物と、
柔らかく薄い軟組織のピンク色歯肉と、
その下の硬い骨との三者のほどよいピッタリ感が、大切なポイントになります。

また、口の動きに伴い筋肉や粘膜が動きますので、
入れ歯が大きすぎれば外れるし、小さすぎても外れてしまいます。

そして、かめること。入れ歯でかめるためには、かみあわせです。

歯医者は、入れ歯をつくります。
歯医者が入れ歯をつくることは、かみあわせをつくることと同意語でした。
それがなければ、かめませんから。
歯医者が上手くかみあわせをつくらないと、間に合う入れ歯ができません。
できなければ生活できない。
歯医者にとっての評判、上手下手、名医かヤブかの基準は、入れ歯でした。
入れ歯を新しくつくったが、かめなければ、患者は外して使ってくれません。
投げ返されます。
だから歯医者は、そうならないように、生活できるように、勉強をします。

インプラントはもちろん、ブリッジすらない長い時代、
入れ歯づくり自体が、歯医者の腕の見せ所、治療のメイン、生計の源でした。

入れ歯づくりは、かみあわせづくり。
だから、入れ歯をつくるときに、歯医者はかみあわせをつくります。

歯のないところに、かみあわせを。
かみあわせがあってはじめて、モノがかめる。
そのかみあわせは、歯医者がつくる。

歯医者は、何もないので、自由に設計して、かみあわせを設定できます。
そこに、技が要ります。
ものづくりですから、技の差が出ます。上手下手がわかれます。
だから、歯医者は器用であることが求められました。
その上で、かみあわせの技は、歯医者にとっての中心でした。

歯医者は、自分で入れ歯をつくります。
自分でつくることが当たり前でした。

治療をし、治療が終わると入れ歯をつくる。
治療のないときは、入れ歯をつくっている。
入れ歯をつくるのも仕事のうち。それが普通でした。
入れ歯づくりは、かみあわせづくり。

くりかえしで恐縮ですが、あえてかみあわせなどと言わなくても、入れ歯をつくっているときに同時に、かみあわせをつくっていたのです。

しかも入れ歯の中心は、かめるかかめないかです。

かめるために、良いかみあわせをつくらないと、入れ歯が間に合わない。
入れ歯が間に合わなければ、患者さんが使ってくれない、返される。
または評判が悪くて、患者が来なくなる。
それでは、生活ができない。成り立たない。
だから、かみあわせの良し悪しは、
歯医者の生活のかかった技の中心だったわけです。

歯のかみあわせ、しあわせになります

歯がなければ、入れ歯のかみあわせ。歯があれば、歯のかみあわせ。
どちらも、かみあわせが良いことが、しあわせ。
どちらも、悪い原因や良くする治療、その基本は同じ。

入れ歯のかみあわせが悪ければ、入れ歯は動きます。
なぜなら、入れ歯の歯と入れ歯本体は同体だから、入れ歯全体が動くわけです。
動けば、入れ歯はゆるくなり、入れ歯と土手の間にモノが入ったりして、かめません。そして最悪の場合、外れてしまいます。

自分の歯のかみあわせが悪ければ、歯が動くか、顎が動きます。
なぜなら、歯に異常な力がかかれば、歯そのものがその負担から逃れようとして、動くわけです。
動けば、歯が倒れたり、ねじれたり、ズレたり、そしてゆるんだりするのです。
しかし、歯がしっかりしているなら、歯の当たる部分が異常に減ります、欠けます。最悪の場合、歯が割れます。歯の根まで、割れることすらあります。
また、歯だけで対応せず、歯の悪いかみあわせを避けるために、顎も動きます。顎がズレるわけです。

動けば、下の顎の骨の全体移動、ということになります。
したがって顎が動くと、全てのかみあわせが変わります。
顎が動くということは、全体のかみあわせが変わることでもあるのです。

さらに悪いことには、動いた顎がそのズレた位置にとどまるためには、顎についている筋肉の手助けを必要とすることです。
下の顎の骨に付いている筋肉は、頭の骨のほか、首や肩や背中ともつながり関係連動していますので、
ズレた顎を、ズレた位置でキープしておくことは、周辺の筋肉にとっては、そもそも余分な仕事で、つばの飲み込み一つ取っても２４時間毎日休みのない仕事をそこでできるようにするわけで、大迷惑なことです。
さすがの筋肉も疲労困憊、その疲れは緊張やコリや痛みを引き起こし、周囲のさらなるアンバランスや歪みを助長します。

そんな因果関係を、かかりつけの歯医者さんから聞いたことがあると思いますが、日本ではようやく国民全体に共有される一般的健康知識として、普及しつつあるのが今日の状況だと思います。
アメリカ咬合学会では、すでに1984年以前に、『歯科的ストレス』と命名し、一般向けのパンフレットを作成し、歯科的健康のための啓発を自国民に対し、注意喚起をおこなっている（前出32ページ）ことと比較すると、理解は遅れていると言わざるを得ません。

『歯科的ストレス』
歯のかみあわせなどが原因で、

さらには、口の中に入っている人工物なども一つの原因になって、多種多様な症状につながっていたとしても、
その原因がわからず、的確な診査診断がなされず、適切な治療に結びつかず、
長くつらい日々を、ただ悶々と過ごしている患者さんのために、
そしてこれから先、歯科的ストレスに悩む新たな患者をつくらないためにも、

かみあわせの何がどう狂い、どのような悲劇的結果と結びついているかをかみしめて、我々歯科医師は、かみあわせの現実を直視しなければならないと思います。

かみあわせを、しあわせにしたい。

そのための指針や基本、それがここにあります。

カチカチ、ハハハ、歯のハナシ
〜歯の寿命、身体と一緒がいいね〜

歯の本数は、全部で何本あるかご存知ですね。
親知らずをのぞけば、上が14本、下が14本あわせて28本です。
あなたは今、何本ありますか？
ご存知ない方はこの機会に数えてみましょう。
28本ある人は、あなたの身体の命がつきるまで、その数をキープしましょう。
それより少ない人は、これ以上歯を減らさず、その数でキープしましょう。
しかも歯は、天然の状態で。
けずらず、つめず、かぶせず、
神経とらず、がいいね。
どうしたら、それができるでしょう？
単に、歯医者さんにお任せでは、ダメ！
痛くなったら、歯医者さんに行く。
それでは、遅い場合もあります。
どうしたら、いいでしょう？
そのカギ、お教えいたします。
あなたにとって、歯の問題がないとき、
自覚症状のごく軽いときに、
歯医者さんに行ってください。そのときにするのが、
「あなたの歯が喜ぶ、あなたの歯医者さん探し」です。そのポイントはコレ。

行く前に事前に連絡をして、
歯とブラッシングについて相談したいが、
費用とかかる時間を教えてもらってください。
そのアナウンスの内容に納得がいけば、一次試験合格です。
そして相談のとき、予防や健康について
その説明にどれほど力と時間と情熱がかけられているかが、二次試験です。
さらに、ムシ歯と歯周病とかみあわせの関係、
歯と身体の密接な関係についての質問、
そして最後はもちろん、今後のあなたの歯の維持計画についての質問など、
あなたから歯医者さんへの口頭試問が三次試験となります。

この三次試験（つまり親切で、十分な説明を聞いて）に合格した歯医者のみ、自分のお口のサポーターとして治療医として、認定しても良いかと思います。

しかも途中であなたとコミュニケーションが途切れないことも条件です。
最後にあなたの主治医は、
アシスタントではありませんよ、あくまで歯科医師であることをお忘れなく。
歯の寿命と身体の寿命を一緒にする。それが、目標です。
グッドラック！

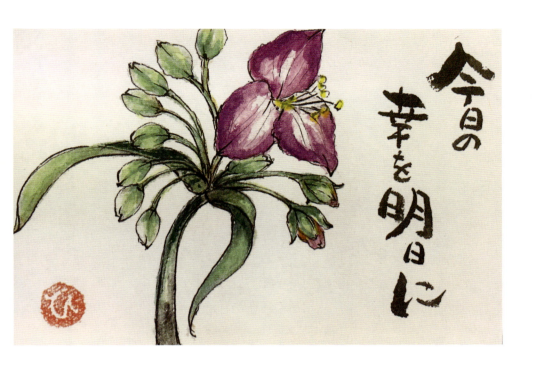

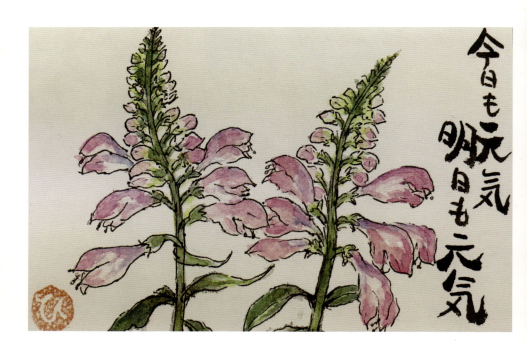

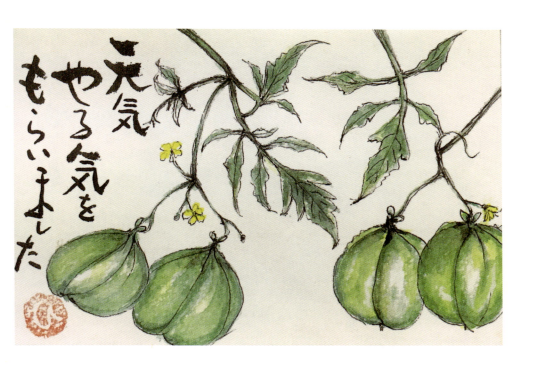

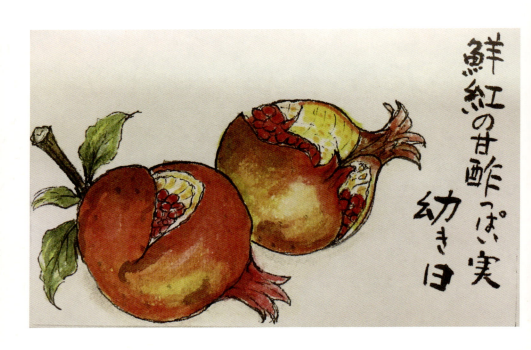

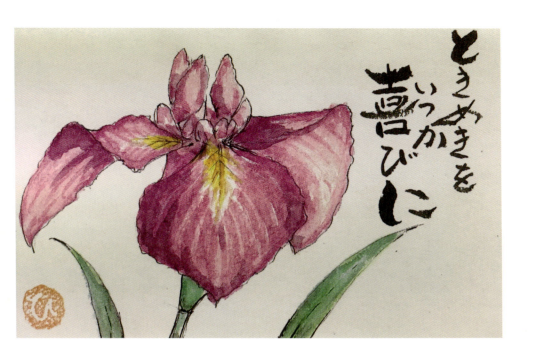

とうめきを
いつか
喜びに

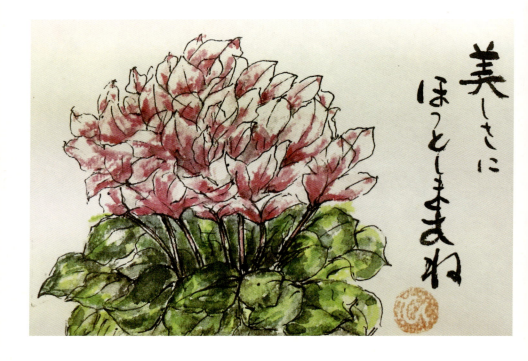

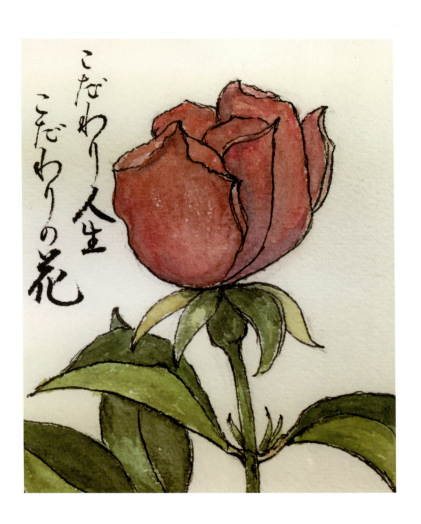

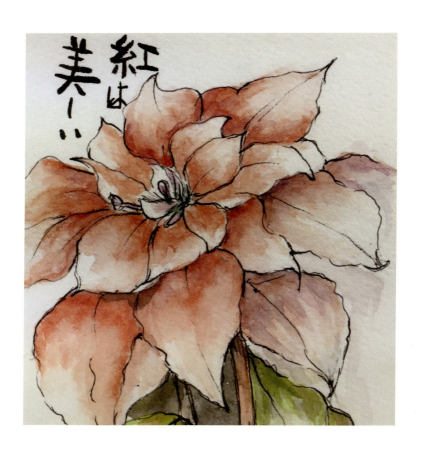

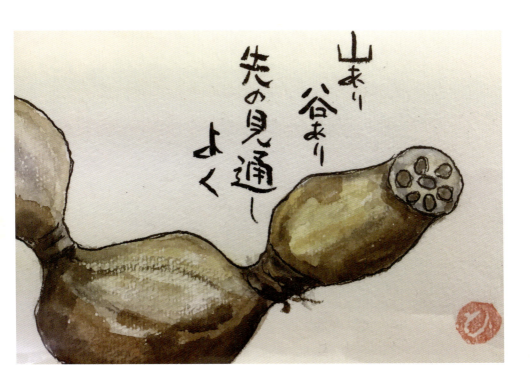

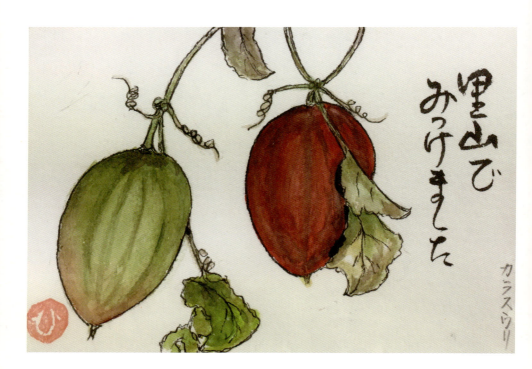

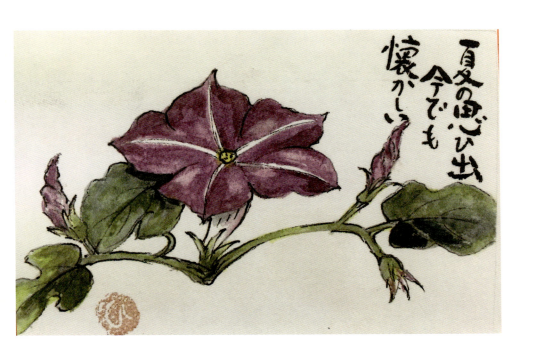

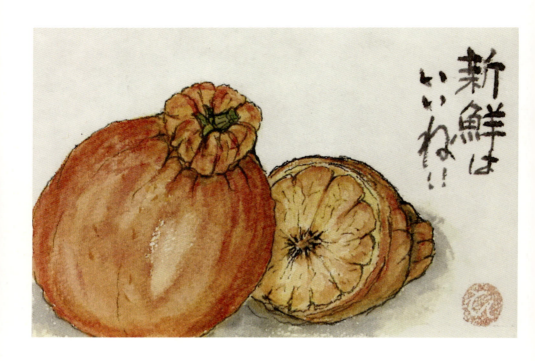

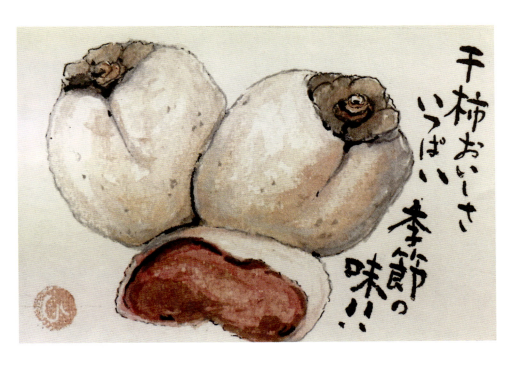

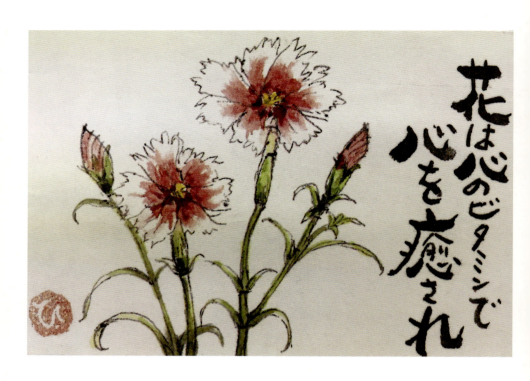

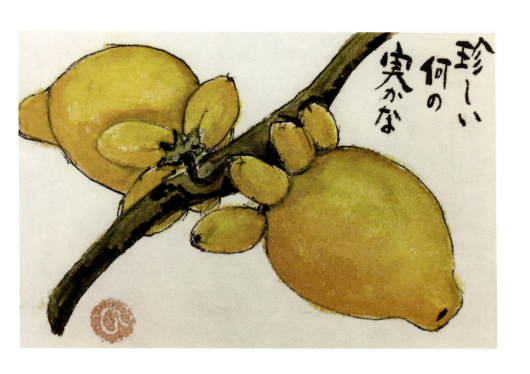

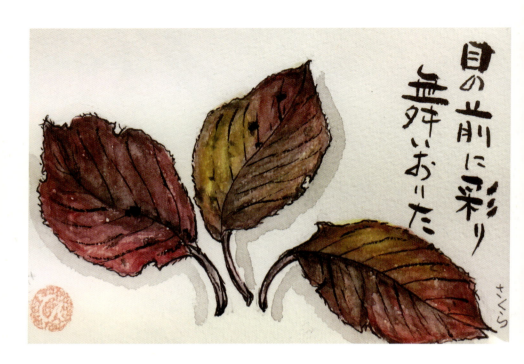

ハハハ、しあわせ

老いて身のほどを知り、
それをボケ防止に転じて
組み換え上手になりましょう

60歳過ぎて、仕事柄キャリアはもちろん自信に。
それが時にうぬぼれになるも、幸福のなかの自重。
その何倍も「めげる諸事」が増える、60歳代。

今日も、綺麗な茶碗を洗っていて割った。
先日は、コップを手から滑らせて割った。
昨年11月、包丁で切った指爪は治った。
何日か前、診療所エアコン切らず帰った。
今朝は、不明カードケースを探して半日。

うっかりしたミスが増えて、落胆することが多くなってきました。
その落胆をくりかえさないためには、自重慎重丁寧、そしてゆっくりがキーワードか。
もの忘れの増加や脳機能の低下には、コミュニケーション能力の改善工夫増加で補い、人のせいにしないで、これも何か私に伝えるサインと、自助するか。
以前のようには、気力も体力も無限ではなく縮小していくなかで、
組み替えれずに、できない無理をするより、
できる無理にしぼって、組み替えしながら、
ここぞの時に集中、その日その時刻にあわせて準備し、
体力体調気力、そして平安を整備しよう。

長時間は無理でも、短時間集中型にし、終わったらしっかり休む。
それが自分のためになるし、人のためになる。
人に迷惑をかけなくて済むように。
いよいよ、慎重に。
物事や人に対して、ウッカリがないように。
ウッカリを増やさない努力こそ、最良のボケ防止対策かも。

ますます、謙虚に。
うずまく我欲、どちらが損得。それでやってきた目先のつなぎ人生。
でもでも、神さまや仏さまの目に、あたたかく照らされてもいた。
いつでも、それに気がつけば、目は遠くまで見渡せる。

そして、やっかいの数々。そして本番も近し。
次々に大きな難題にぶつかり、
自分の心が乱れる時には、神さまや仏さまに、静かに聴いてみよう。
そうすれば、必ず応答はある。
その応答が、まさに真の声ならば、
事後、よーし、それでよし、と。
そしたら、また必ずある応答。そのくり返し。
そんな夕映えのような、フィナーレ。
そんな感じで、逝きましょうか。
これには、定年がありません。
私が生きている限りの、お楽しみ。

あなたと会うのは、これが最後かもしれない。そんな毎日。

あなたと話すのは、これが最後かもしれない。
だから、言うべきことは言っておこう、とそんなことも毎日。
老齢処世か、単にワガママか。紙一重というより表裏一体。

ボケながら、気をつかおう。
ボケているヒマなどないほどに、気をつかいましょう。
それでもまた、ポカして、落ち込む。
そんな日々も、幸せとしましょう。

こうなったら、発想を変えて、
うっかりしてケガしたことより、治った喜び。
うっかりして忘れたことより、思い出した喜び。
うっかりして失ったことより、別のもので喜ばし。

老齢期、次々にやってくる、
後戻りできない事件や事故や大病。
裏切られたり、巻き込まれたり、立ち上がれないほどの精神的打撃。
つらくて死んだ方がマシ。悔しくて、殺してやりたい。
その時こそ、私は私に言うのだ。

よーし、これからが本番。人生本番。
今までは、全てそのための練習。
練習は、本番のために活かせる。
そういう練習を、してきたはずの人生。
本番は、一人じゃない。孤独じゃない、ともに立つ信仰あれば。

愛の教科書を、上書きしましょう

誰もが一冊ずつ持っている、私の心の変遷book。
生きている、働いている、話している、
食べている、遊んでいる、苦しんでいる。
全ては、全てに意味があります。が、
私に都合が悪いことは、イヤなもの。
受け止めてみるものの、「今」「なんで」「私に」「おきた？」そんなことを繰り返し繰り返し、噛み噛み、噛み噛み、噛み噛みしていても、私の心は乱れるばかり。
あきらめればいい？
いや、そうじゃなく、
どう、考えたら、いい？
どう、言ったら、いい？
どう、うごけば、いい？
それが大事で、それがしたい。それが求められている。
でも、それに早々とつなげる前に、
または、つなぎながらも、私は問いたい。

これは、何のメッセージですか？

私には、少しも理解できません。何でしょうか、いったい。

天を仰ぎ、素直に聞いてみましょう。
心の扉も開いて、尋ねてみましょう。

聞こえなかったが、してくれていた。
見えなかったが、導いてくれていた。
偶然だと思っていたが、必然だった。
そんな恵み、それこそ恵み、恵みとの出会いは、これまで何度もあったでしょう。
それなら、今度もひょっとしたら、そうかもしれません。
良きことより、悪きこと、損なこと、ねたみたいことのなかに、恵みは潜んでいる、その現実があることを。
その恵みのおかげで、
だから、今の私になれました。
だから、今の私がここに、こうやって。
人生は、いつだって
きのうまでは、全て練習、全て準備。
きょうが、本番。
大事なのは、今日の私、これからの私。

恵みは、聞くことから。
それでもなお、尋ね続ける私の姿勢から。

聞けば必ず、求めれば必ず、届く愛の宅急便。
しかも、代金は発払い。

その恵みと愛、それが救いと癒しになって、
自分の愛の教科書のページは、増えていきます。

上書きし続けていきたい、残りの本番。
自分の教科書は、自分でつくる。
お手伝いは、必ずあります。

スタンディング オベーションな毎日を

（スタンディング オベーションとは、座っている席から立ち上がり、ステージ上の人に、健闘をたたえておくる拍手が、一般的なイメージ）

その成果に、感動しているから！
取り組みで、結果を出したから！
その人を知っていて好きだから！
はっきりした意思表示を伝えます、私からあなたに。
でも、でも、でも、
成果には感謝できず、
結果の出ない取り組み、
その人もキライだし、
その全てあるいは、どれか一つあっても、
それでも、スタンディング オベーションできるだろうか、私たち？
それでも、その過程、その取り組みに対し、その人を讃えることができるだろうか、できるだろうか私は？
人に感謝することより、人を讃えることは難しい。要は、褒めるこ

とは難しい。

自分にとってプラスなことなら、感謝はできる、誰でも。
無条件に、謙虚に。
でも、讃えることは、
結果が出ても讃え、出なくても讃える。
取り組んだこと自体を讃え、自分がキライな人でも讃え、
さらには、自分を批判中傷する人でさえ。
だから、難しい。
我欲から、感謝はできても
自我放棄してまで、人を讃えることには、どうしてもいたらない。
しかし、
それでも、讃えることができますようにと、祈ってみると、
それでも、キライな人の顔を思い出して、祈りに向かえば、

祈りとは、讃えることなんだと、わかってくる。
お願いしたいことがあり、何かを頼む。
もちろん、これも祈り。
そして、
感謝する祈りも、祈り。
その上、
自分のキライな人の幸せを祈る。
その仕事、その生活、その欲望がどうあれ、存在を讃える。介在を讃える。
それこそ、祈り。

その後に、何が起きる？
その後には、スタンディング オベーションされたような
スタンディング オベーションされたように、
溢れる「気」で包まれます。

人は、幸せを祈ることができます。
人は、人を讃えることもできます。
人は、祈りながら讃えてきました。
人は、祈ってつながってきました。
人は、祈って声を聴いてきました。
人は祈る。がどうなるかは計らい。
人を讃える。それは神様を讃えることでした。

どこで何をしていても、共にいて、愛を育めるよう、静かにそっと
たくさんの花が咲くよう、計画し準備し、配慮していてくださって
いる方があると、思うと。
スタンディング オベーションするように毎日の祈りは、
もっと磨きがかかりますよ、きっと。

今日も、そんな1日にしましょう。

(2016年9月19日)

つくられるシンボル、しばられるシンボル

できたカタチや見えるカタチで、幸福実現？
人とは、シンボルつくり人。
それほどに、人はシンボルが好き。特に、男は。
宗教でみる偶像崇拝や華美絢爛な装飾志向の是非についての議論はもとより、人をまとめたり、力を発揮するのに、国家から企業や一般家庭にいたるまで、あるいは、マークからスローガンまで、あるいは、儀式から行事まで、
人を鼓舞し、呪縛するもの、それがシンボル。
例えば、オリンピックの聖火。
しかし、広義で言えば、オリンピック自体がスポーツのシンボルといえます。
例えば、サンタさんやクリスマスツリー。
これ自体は、イエス様や聖書とは全く関係ありませんが、クリスマスのシンボルといえます。
例えば、槍や刀は男性器のシンボルだ、とも言いますね。
同様に、財産宝石は財力のシンボル、地位は権力や名誉のシンボル、ともいえますね。
人はこれを人生の目標目的にし、自分の時間をひたすら、このことの達成に使います。
高い目標であればあるほど、より真剣に、より集中して、全てを犠牲にします。
達成されることは、何より祝福です。
しかし、

その結果、人は幸せになっただろうか。
その結果、人は自由になっただろうか。
その結果、人は喜びに溢れただろうか。
その結果、人は愛に近づいただろうか。
そして、心はゆたかになっただろうか。
そうであれば、もちろんいい。
そうでなく、時に、
それが、悲しみと災いのモトになっていく。
それも、古今東西の数多の現実にして、繰り返される歴史。
人間だもの。
我あり、欲ある人間だもの、なおさら。
順位順列に熱心で、闘争本能の塊なのが男だもの、なおさら。
シンボルをつくり、シンボルに縛られ、がんじがらめになって闘う。
執着し、墓穴を掘り、苦しくて苦しくて仕方がないから、また闘う。
犠牲や恥辱に耐えられなくて、意地で闘う。
負ければ、救いをまた求め、新たなシンボルをまたつくる。

シンボルについて、思い知らせてくれる一つが、
ワーグナーの『ニーベルングの指輪』である。
15時間におよぶこの全4部作オペラをワーグナーは、1840〜70年の少なくとも26年かけて完成させた。全て作曲し、その上全ての台本を自分で書いた。上演する劇場までつくった。
三世代にわたって、続けられるシンボル争奪戦大叙事詩オペラ。

シンボルは、指輪。

始まりは、
「愛を断念した者が、黄金から指輪をつくれば、その者は世界を征服できる」
そう宣言されたメッセージ。
愛を断念した者は指輪をつくり、
その後指輪を手にした者が、次々に不幸に見舞われていく。
しかし、指輪を手にしたい者は、後を絶たない。
そして、指輪を手にした者は、愛から遠ざかっていくばかり。
でも、止まらない。誰も、止められない。
人の頂点に立つ、世界に君臨できる、それができるならば、と信ずる限り。
最後は、
愛を断ち切られて、しかし愛を断念しなかった者により、シンボルは無力とされた。
それを成し遂げたのは、天空のワルキューレだった人間ブリュンヒルデ。
彼女にしてはじめて、全てを包み込まれたシンボル。
そして、無力化されたシンボル。
そのためには、彼女自身も裏切られ苦しんで、立ち上がれないほど哀しみの人にならねばならなかった。
そうあって、彼女自身もたどり着く至高の、その愛に、シンボルはあたたかく包まれ、時ではなく愛によって、悲劇は終わった。
シンボルは、シンボルによって、終わらせることはできない。
それを示して。
シンボルとは、内なる力であり、内なる毒である。

ワーグナーが渾身の力をそそいだ、愛の遍歴。
今だって、そうじゃないでしょうか。
消せないシンボル、飲みほすシンボル。
そんなシンボルの呪縛から解き放たれていない私たちが、
今なおこの時、この場所にいる。
どうすればいいのでしょう。
私の心よ、身体よ。
その呪縛から、自らを解き放ち、自分を一度ふわふわの魂だけにしてみよう。

軍事力と平和力、シンボルへの理解とその背景

戦争できる力を誇示する上で、威容を誇る堂々たる空母や戦艦は、まさにその国のシンボルといえます。
そのシンボルが前面に出る戦いは、威信をかけての壮絶な総力戦でもあります。
1941年12月から1945年8月までの戦争中に、日本軍は空母19隻、戦艦8隻を失いました。片や敵軍は空母11隻、戦艦4隻を失いました。すでに数字の上で勝負は明らかですが、その実数は改ざんされていた。

味方損失は空母19が4に、戦艦8が3に過小操作。
敵軍損失は空母11が84に、戦艦4は43に過大操作。
これを国として、当時大本営発表として、やってのけました。
　（「大本営発表」辻田真佐憲著、幻冬舎新書を参考）
これなら、日本軍の大勝利。
日本軍は空母4隻を沈められたが、敵の空母84隻を葬った。
おなじく戦艦3隻を沈められたが、敵の戦艦43隻を葬った。
なのに空襲が始まり、勝っている実感にはほど遠くなるばかり。
やっぱり、おかしい。
シンボルは、海の底に沈んでいてもあることになっていたか、数字になっていた。

もう一つのシンボルは、深い悲しみから生まれたといえます。
それは、この国を再建する国民の精神的支柱として、平和を希求し続ける証として、たてられた。
それが、日本国憲法第9条1項2項です。復興内閣でもあった総理大臣幣原喜重郎（しではら　きじゅうろう）が自ら、GHQ最高司令官マッカーサーに提案した、との学説資料（本年2016年8月12日付、東京新聞）が見つかったという。戦後この国は、目指すべき目標をこのシンボルとともに、やってきた。がしかし、未だこの内なる力を、世界に向けて指導するだけの力を持つに至っていないのは、幣原もさぞヤキモキしているだろう。
単に、丸腰になれというのではない。
丸腰でいいんだ、大丈夫だ、という世界をつくるため、日本はもっと世界に汗をかきに行け。

真理ともいえるシンボルを掲げて、重層的現実的に縦横無尽に、世界中にこの混沌根源テーマ、戦争暴力テーマに割り込んで行け、議論力で不戦非戦のための調整調停、そんな説得をしに行け、と。
おせっかい平和外交は、日本の国是。
世界を平和にするのは、日本の使命。
その力のモトが、このシンボルでは。
それに向かう、私達の心の支えでも。

「世界全体が、幸せにならないかぎり、個人の幸せはありえない」（「農民芸術概論概要」序論、1926。宮沢賢治）と、ぴったり一致する。
そういう国民であれ。それを果たす国民であれ。
日本の責任は、その発信、行動、調整にあり。
平和な世界の実現。その使命を胸に秘めて、休むことのない発信、その絶えることのない行動、その待つことのない調整に励むこと。
それが、戦争責任を果たすことに他ならない。
それが、戦争責任をつないでいくことなんだ。
黙々と、ひたむきに、ブレずに、進もう。我ら、日本人。
シンボルが真理であれば、なおさらのこと。

私から私へ、私からあなたへ

衰える。それに対抗すること、受け入れること。
老化につける薬はないし、ガンにつける薬は3日で止めた。

63歳半ばを転移進行ガンとともに、現在老化中。
対抗する源として育てているのが、免疫力。
受け入れる源として磨いているのが、感性。
どちらも、自分流。
体力気力の衰えを前にして、補うためのやることが増えました。
さらに、忙しくなりました。
皆さんも、そうでしょう。
歳をとると、ゆとりの時間ができるかと思っていたら、大間違いでした。
生きていくのに、だんだんと忙しくなるとは、思ってもいませんでした。
例えば、足の衰え。それに対抗するために、歩くこと。
歩くために、時間を取らなくっちゃいけない。
例えば、脳の衰え。それに対抗するために、一番いいのは、会話。
楽しい会話ができるように心がけ、機会も逃さないようにしなくっちゃいけない。
例えば、歯や歯肉の衰え。それに対抗するために、ブラッシング。念入りにブラッシングするために、時間を取らなくっちゃいけない。
そして、体力気力の衰えに対抗するのに、最も適しているのが、家事。
炊事洗濯片付け掃除、これほどいい免疫増進力はなく、みんなにも喜ばれる。
あれやらなくっちゃいけない。
あれが済んだら、これやらなくっちゃいけない。
段取りよくやらないと、炊事する時間がなくなる。

炊事や調理にムダが出る。
そこで、男性に一言。
夫婦同居の時から、家事ができてこなせることが、結局は自分が使い物になる、ということ。断言してもいい。
話を戻しましょう。
歳をとれば、余計に忙しくなるという話。
だんだんと目は衰え、字が見えにくくなってきます。読む気力もなくなってきました。
だんだんと耳が衰え、聞き取りができにくくなってきます。聞く気力もなくなってきました。
メガネや補聴器で代替はできても、機能の低下は受け入れなくっちゃいけない。
もう若くはない。
でも、めげないようにするのは、受け入れるようにするのは、自分の感性ですよね。
見えなくなってきたが、メガネをかければ、まだこの程度は見えると。
まだ、あれができる。これもできる。それもこの程度ならできる、と。

ありがたや、ありがたや、と私に。
ありがとう、ありがとう、とあなたに。

それが自然体でできるようになったら、
何もできなくなった最期に、最後の最期に、
その時のために培ってきた、最も美しい言葉を。

「ありがとう。」

先にいっているけど、
みんなの幸せをいつもそばにいて、守っているから。

非常、無常でも、生老病死は人の常

でも、そこから始まるかもしれないあなたの本番
輪廻転生、魂魄再生、不老長生は、それぞれ仏教、儒教、道教による死の説明の核心。
宗教の宗教たる所以は、死をどのように説明するかでもあります。
誰もが死から逃れることは、できない。
と同時に、
死んだらどうなる、どこへ行く。
その回答と説明を宗教者として、してあげられて、衆生に安心してもらえることは、大切なこと。
そして、
宗教本来の核心は、その中核は、罪の自覚にいたる説明をできるかどうかにつきます。
罪の説明は、宗教にしかできず、
しかも宗教の真贋は、それでわかるともいえます。

己の罪とは、何か？
マジメな自分には、関係ない？
いや、法律でいう犯罪ではなく。
自分の原罪。
説かれて否定し、それでも聴聞するが受け入れず、
それでも求めて道を歩んでいると、
それでもいつか腹に落ち、必ず覚める道。
その、それ、そこ。
私自身の罪、その自覚こそ、大安心への道。
今生の至福。
クリスチャンの私なら、さしずめ御国への道。
我らに罪を犯す者を我らが赦すごとく、我らの罪をも赦したまえ。
「主の祈り」の一節ですが、
死と罪から出て、救いと癒しに至る愛。
お釈迦さまなら、大悲。
あやまってもあやまっても、すでにとりかえしのつかない過去の失敗。そんな過去を誰もがもっている。
今はもう、あやまる相手さえいない。誰がどこにいるかもわからない。
たとえいたとしても、与えたキズをなかったことにすること、それはかなわない。できない。
でもできること。ひきつづきやっていけること。
それは、心のなかであやまりつづけていく私の『生活姿勢』。そんな心証。
生老病死の変転のなかにもまれ、人間関係のなかで翻弄され続け、

その時その場で、その判断で、ばらまいてきた自我。自分のまいたタネで自分を苦しめ、自分が苦しめらる。

それでも、イヤなことだからと、なかったことにするのでなく、信仰に支えられて、苦しむことなく、罪と向き合い、逃げず、めげず、揺るがぬ愛に向かっていけ、と今日も励まされ、背中を押していただいています。

御心がなりますようにと祈れば、力をいただき、私自身がパイプとなって、その力が必要なところに流れていく、そんな確かな実感を持ちます。

私にとって転移進行ガンが、
天意信仰ガンになったかどうか。
少なくとも、今まではすべて準備、すべて練習。
残された日々が本番。これからが本番。これから。
さあ、これからです。
みなさんの心に、もっと愛があふれますように。
「相対的価値観」でしか生きられない人間には無駄はあっても、
「絶対」には無駄はない。「絶対」から見れば、全ては計らいの中。

63年、生きさせていただきました

60歳の誕生日記念に、いただいたガン。
それを外科的に除去したものの、すでに一足早くリンパ節転移で全身へ波及していた。

指示されたのは、1年間の抗がん剤治療でした。
服用すれば、確実に出た副作用。
歯科治療ができない。
そのため服用3日後に、覚悟の自主放棄。
自分の免疫力にかけた、ひらきなおり。
けれど、ガンセンターとは縁切りしないで、チェックと定期報告のための通院。
そして今、いつ死んでもいいのに、なぜか生きている。
実に不思議。実に不可解。
主治医も、喜んでくれているが、不思議そう。
なので、
今年から、誕生日記念に何かもらうのではなく、
周りの人に感謝のプレゼントを差し上げることにしました。

プレゼントは、前妻の娘の嫁ぎ先、豊田の「ますづかみそ」にしました。
そこで昨日、店頭の桶から、量って小分けしていただいて、中津川へ。
妻の診療所のスタッフや患者さんに、プレゼント。
大盤振る舞いというほどではありませんが、お礼。

自分の誕生日、自分に感謝して、自分からみなさんにありがとうのプレゼント。
そんなことができるのも、元気だから。
こんなうれしいことは、ありません。

死んだ後の香典返しで、みなさんにプレゼント。それより、
生きててよかった「死ぬ手前みそ」

みそってこんなに、美味しかったんだと、
喜びも、皆さんとも共有して。
生きているから食べられる。食べるからもっと元気になれる。
正真正銘絶品の豆の粒みそ。

いいところに、嫁に行ってくれました、我が娘。これも、うれしい
ご縁。

(2016年8月27日)

災害とガンと歯のかみあわせと、映画の関係

犯罪に平時の防犯と、事後の検証や責任の所在や裁判があるように、消防に平時の防火と、事後の発火元の検証や事件性の有無があります。
それと同じように、
「自然災害」にも事前の防災と、事後の検証や復興への歩み、再生新生の人間ドラマがあります。

事前と事後、その二面は一体でもあります。

とりわけ事後には、人の我（あるいは原罪）に直面したり、試練の中に天の理につながる、何かも秘められているはず。

「ガン」にも、事前のガンにならないためのありとあらゆる予防法や、溢れるばかりの大量の健康法があります。
それと事後。手術や闘病やそれぞれの覚悟の歩みあり。やはり、こちらも事前と事後の二面が切り離せず、一体となって私の前におかれています。

「歯のかみあわせ」も同様、問題が起きないための問題啓発や予防対策があるように、事後のかみあわせをよくする調整治療や人工物をつかった回復治療があります。
もちろん、治療していくなかから、かみあわせとココロとカラダとのよい関係をつくり、当たり前でなかったカミカミが、次第にしあ

わせなカミカミになり、よろこびのカミカミになる。
そんな気づきのかみあわせ臨床を患者さんと、日々共有してきました。

かみあわせのチェック通院に、終わりはありません。
メンテナンスに、終わりがないからです。
かみあわせは生ものではありませんが、生きものだからです。
噛むことは、毎日。かみあわせも、毎日。
使えば、減るもの。使えるから、減るわけです。
減っても、天然歯は取り替えられません。
毎日、噛みます。
チェックする内容は、その力が広く分散してカチカチできているか適切な場所でカミアイ、自然にうまくコントロールされているかです。
カミカミとココロカラダもチェックします。
開業以来20年なら、20年間患者さんのカミカミを診ていました。
今は、開業して34年目でしょうか。患者さんの中に、カミカミを34年間診ている人もまだ、何人かみえます。
患者さんのココロとカラダとカミカミ。
略せば、ココカラカミカミ。
あわせて、ハナシもカミカミ。

たまたま、私の人生にご縁をいただいた、災害とガンと歯のかみあわせの狂い。
この三つに共通していることは、よくないこと。そして、想定外。

しかし、発生の元は避けられない。それも共通しています。

だからこそ、被害が起きないための予防対策が大切。
それと、おきた後のサポートやケア活動が大切です。
どちらも大切。むしろ事後は、より大切です。
事後は、長い。
またたとえ短くても、深く強く本人の生き方に関わるのが、事後。
事前対策でも、愛に触れることはできます。
それより愛に触れることが多いのは、事後。
想定以上の非常時の事後に、深い悲しみのなかで、生まれる愛。
その愛を支えに、立ち上がる人々。
数々の、人間復活ドラマ。
にもかかわらず生きていく、その源にある愛。
その愛を、証明していく事後の人生。

その事後の、人間のココロに着目して、拾い上げ、丁寧に描いて観せてくれる、そんな一つが映画ですね。
映画監督とは、大きなエネルギーをかけて、そんな情熱と情念をスクリーンで表現したいと強く思っている人ではないでしょうか。
翻弄され、揺れる心を、きめ細かく繊細に丁寧に丁寧に表現しつくそうとする映画は、何よりせつなく美しい。
それは、映画とは、事後の魅せ方だから。

陽は落ちた、でも、心の夕映えまで暗く閉ざすことはない。
私たちはいつも、事後を生きていくのだから。

明日は、石巻へ。
災害から学ぶ５年目の夏になります。

(2016年7月28日)

出発進行ガン歯医者 加藤吉晴健康十訓

というか、こんな毎日が私の抗ガン剤
というか、こんな生活でガンと共存中

　自分は自分。ガンは生易しくない。
　一律でもない。ガンの顔はさまざま。ガン手術後３年半、レベル3aのリンパ節転移進行ガン。抗ガン剤は３日で自主的に止め、他の治療もしない何もしないと、主治医に話している愛知県ガンセンター所属患者の私。
　マイウエイを往相還相する一人旅の患者。
　医者や薬に頼らず、いつ死んでも文句なしの自分のいのち。
　自分の命は自分の責任で、終わりたい。終えたい。そればっかり考えています。
　でも、生きている間は、ココロカラダファインに自分コントロール。
　往生するのはそれから。そして天国へ。

1. 便通で、消化管の健康チェック

    太く逞しく鮮やかな色艶の無臭便と、澄んで飲めるほどのキレイ尿。

    便と尿がキレイなら、身体キレイ。

    食べた回数分の便通回数、日に二回食べれば二回。

2. 体温で、免疫力の健康チェック

    低体温はダメ。絶対ダメ。万病のモト。

3. 食事は、好きなもの美味しいものを毎食。

    身体にいいものが美味しいと感じられる身体に改善。

    美味しいものをほどほどの少し。食べ過ぎは、万病のモト。

    好きなものは、長岡式酵素玄米。これが実に美味しい。

    これが大好き。毎日しっかり食べています。食事は自炊。

    まず外食しません。酵素玄米を出すレストランがないから。

    名古屋にいるときは朝も夜も同じ食事、毎日同じ食事。飽きない。

    中津川市の自宅でも、玄米。中津川でも、主婦。

    副食は、野菜や豆や、海藻など。中津川では肉も。

    基本は、玄米と味噌汁。

    美味しいから玄米。これが主食。

    主食さえしっかりしていれば、大丈夫。

    噛むのがしあわせ。玄米は、食べる宝石。

4. エクササイズ

    歩く伸ばすの身体、緊張感あるしまった身体、

    ゆるめる正しい呼吸。

    スクワットも最高、毎日何百回とします。

5. 休養、休息、休憩で、体調管理。すかさずの午睡。

6. 大好きな仕事と減った体力

    体調整え、レベル落とさず短時間化。

    かみあわせをしあわせにする仕事。かみあわせで人をしあわせに。

7. 自己主張と相互理解の絶妙な議論は、最高の至福。

    心のゴハンは、美しく、ゼイタクに、トコトン。

    いつでも歌を、いつでも花を、いつもそばに本を。

    エンターテイメントやアートは、心のお酒。これがないのは考えられない。

8. ボランティアは、ただひたむきに。

    たまたまの防災害ボランティア、かれこれ20年。

    東でも西でも北でも南でも、どこへでも行き、誰とでも話す。

    現場にあふれる教訓とご縁と生。

9. いつまでも、清潔で、オシャレで。

    どこで、のたれ死んでもいいように。

10. いつでも生と死は、愛とともにある。

    来年の桜は見れない、そんな時間限定を想定して、

    生を生きています。

    愛に生きています。

    そして、

    神社に頼らず、教えに頼る。

    教えに頼るというより、教えを糧にに生きようと。

    仏教なら経典、私の場合は聖書です。これが、私の柱。

十訓と教え、教えは私の核心、背骨です。

＊一つの心残り

できるなら、死ぬ前にお産したい。子供を産みたい。すごく心残り。
妻の出産を見るたびに、そう思いました。子どもの別名は、未来。
だから今度生まれ変われるとしたら、断然女性がいい。

　以上、私の健康十訓と私の背骨のご紹介でした。
　私が妻や子どもたちに贈る、人生の置き土産。

玄米のお話、しましょうか

　同じ米でも、全く別の食品のよう。
　胚芽と糠があるなしで、こんなに違うのか、というのが率直な感想。
　でもそんな単純な比較では、説明できない不思議なゴハン。
　何が違う？
　私が食べているのは、長岡式酵素玄米といって、長岡先生という人が考案されたものらしい。
　炊き方は別にゆずるとして、とにかく美味しい。
美味しいから食べています。（ガマンして、食べていません）

1、胚乳、胚芽、糠をすべて食べて、コメの命をいただきます。
私のようなガン患者のみならず、健常な人、種々の体調不良の人に

ピッタリ。

　玄米の力に驚かされます。

　毎日食べるコメ、その主食で健康が与えられていく喜び。加えて確かな実感。主食がしっかりしてくると、おかずは自然と質素になります。

2、噛む喜び。噛めるしあわせ。

　しっかり噛める玄米だから、玄米ゴハンお茶碗一杯で、白米ゴハン2杯ぐらい食べた感じがします。噛まねばならないのではなく、自然と無意識のうちに長く噛んでいます。

　糠をおいしく噛んで、唾液いっぱい出て、使うアゴ、巡る脳循環。（もちろんのことですが、ウチの歯科では玄米ゴハンがしっかり食べられる義歯や、かみあわせづくり、ということになります）

3、日持ちする。

　長岡式酵素玄米は、専用圧力釜で一回一升炊くのがルール。

　専用小豆は5勺（半合）、塩はティスプーン一杯、材料はこれだけ。

　炊き上がったら専用ジャーに入れて酵素の力を待つ。

　酵素の力が出てくると、日を追って美味しくなる。つまり、腐るとは反対の旨味が出て、コクが出てくる。味が出てくる。そんなことも、不思議なゴハン。

　冷えたこのゴハン、専用ジャーに入れればまた戻ります。

　専用ジャーに入っている玄米は何日経っても食べられるから、電源さえあれば災害後の家庭非常食としても、ピッタリ。

　こんな不思議なゴハン。腐らないゴハン。

　日に日に美味しくなるゴハン。

ありえないですか？

　私は、そんな玄米を毎日食べています。だから、こんな元気！とは言いませんが、毎日、迷いのない食生活、満足できる食生活を送っています。

　それは、単に自己満足ではありません。食の自信です。

　ガンが今後再発したとしても、玄米のせいだとは思いません。

　名古屋にいる週4日なり5日なりは、朝食も夕食も同じで、玄米と味噌汁、時にサラダに納豆に、煮物など。昼食は食べず、お茶程度。

　自宅で、玄米を食べたいので、外食はほとんどしません。

　肉も魚もありませんが、最高の食事。私の体を最上に支えて養っていると自負しています。

　朝は、これにりんごジュースが100cc、夜はワインを200ccほどのみます。

　毎日ほとんど同じ献立を食べています。飽きません。むしろ、美味しくてうれしいです。飽きないのは、玄米ゴハンが美味しく、食生活の中心にあるから。副食は自然に、玄米ゴハンにあうものになります、添え物といってもいいです。とにかく中心は玄米、これです。

　週末は中津川に帰り、家族のために炊事しますが、私がいない間も私が炊いておいた玄米を食べてくれています。おかずは、野菜と肉の組み合わせで、とにかく食べ盛りの子どもたちを喜ばせます。

前向き断食で、免疫力アップ

2015年1月19日のこと。風邪の前駆症状激しく、身体はダウン寸前。
しかも、この正月以来の食べ過ぎ。
そこで、
消化管の休息、および消化管のセルフクリーニング。
同時にできる、
体の毒出し、免疫力修復力アップも兼ねて、前向き断食療法を開始しました。
断食は、誰でもどこでもいつでもできる、無料でできる、
身体よみがえりの最高の自分免疫力アップ療法。
最初は、1食飛ばし。それから、2食飛ばし3食飛ばしと身体を、断食慣れさせて行きます。空腹感はもちろん出ます。が、空腹感を覚えるひと時を過ぎると、身体の自律活性化がいよいよスタートします。

数食飛ばした分ぐらいの余分な蓄えが、自分の身体にはそもそもあって、さらにだぶついていることを思って、断食は、それらが消費されていくことだ、と考えれば気が楽で、良いかと思います。
空腹だからといって、眠れないこともありません。
逆に、よく眠れます。
また、空腹だからといって、排便がないわけでもありません。
むしろ、しっかりよく出ます。溜まっていたものや清算されたもの

が、排出されます。

3食飛ばしなら、24時間断食（1日断食）となります。
気をつけることは、断食明けの食事。これが、ポイント。
反動で、無茶食いするようなら、断食はかえって不健康の元になるからです。
断食明けの食事は軽めで済ませて、身体をコントロールします。
そんな身体になっていけば、良好です。
慣れたら、また別の機会に、2日断食をやってみましょう。
また、3日断食も、やってみましょう。楽しいですよ。
断食を通して味わう身体のすっきり感は、例えようのない素晴らしさです。
やった者なら、誰でも知っていますが、やらない者には、一切わからない感覚。
要は、食事と身体の関係を知る、実地の本当の食と身体の生きた勉強がここにあります。
そして、食べ物の種類や栄養、食べる回数や時刻に執着しない生き方の、発見もあわせてできます。
最も偉大な発見は、食欲のコントロールができる自分になったこと。
食欲を我慢するのではなく、食欲を自分でコントロールできる、それが体得できた喜び。
最も嬉しい発見は、食を断つと出るべきものが出てくる、その実体験。
身体がすっきりし免疫力が上がる、それも発見できる、納得の喜び。
それを味わえることは、生命の力を味わえることでもあります。

今回の3日断食の内容
20日朝は、ごく軽い食事をとって、1日目スタート。
その日の食事は、それで終わり。水やお茶は適宜とります。
21日（2日目）は、1日食べませんでした。
22日（3日目）の朝、ごく軽く食べました。昼はまた食べず、夕食からほどほどの食事を再開しました。
実質、5食飛ばしですが、こんな感じで、気楽にやります。
ねばならない、が目的ではありません。
身体を浄化して、身体を喜ばせることが目的です。

経過報告
20日夕方から、体調はメキメキ良くなり、21日は絶好調。
身体快調で、頭がクルクルよく回転することと言ったらありません。
歯科治療も朝からフル回転。
朝と夜の1日2回、40分ほど速歩で通勤。
睡眠は、しっかり深く、ぐっすり。
空いた時間の原稿書きも、頭がはっきりしているので、よく進みます。
寒い空気の外歩きが、30秒ぐらいで寒さを感じなくなります。
手袋もマフラーも帽子も不要で、
手にストックを持って、ノルデイックスキーをやっているイメージで、ヒジを曲げ、腕を前後に水平移動し、身体全身で歩くと、自然と自分に合った速歩になります。
体重は、20日朝の断食前66キロから、21日朝には64キロ、22日

朝には62キロ台という変化です。
体重が減って、寒さに強い身体が与えられた。
そんな断食の毒だし効果です。
私の免疫力に感謝、回復力、修復力に感謝です。

消化管粘膜と皮膚の健康は、同じようなもの。両者とも、中と外を分けるもの。その面の状態を診れば、中の健康がわかる、と言われていますね。
そして皮膚の健康もやはり、免疫力アップにつながります。
小さい子たちには裸育児があるように、大人にだって裸生活があっていい。薄着でいられるありがたさは、格別ですね。
それとエクササイズ。家庭でできる一番のエクササイズは、スクワットとウオーキング。それ以外にもいろいろありますね。私も毎朝、やるよう心がけています。

体温を落とさず、健やかな免疫力のために。
身体の恒常性の維持を、自分で後押しがいいと思います。
続けるとなると安易な道ではないかもしれませんが、
自分なりに工夫してつなげていくことですね。

身体を引き締めて、身体の声を聞こう

身体を引き締めると、聞こえてきますよ。
身体は、天声の感度よき受信器にもなります。
方法の一つとして、オススメしているのが断食。
もちろん基本は、少食と減食事回数。
誰でも自食の量を絞れる、回数も調節できます。
すると聞こえてくる、身体からの聖なる声。

いま季節は食欲の秋、冬への変わり目。
寒暖の差で体調が狂い、寒気がして体温も下がりがち。
しかも、
よく食べられるのに、温かいものをフーフー言って食べるのに、
すぐ身体が冷える、すぐ風邪をひく。

そんな時、ひょっとしたら、
身体が緩んでいませんか。緩んでいると体温も保ちにくいですね。
そんな人は、特に断食がおすすめ。

再び具体例一つ、ご参考までに。

11月10日
自身の食べ過ぎ、身体諸機能の緩みの自覚もあって、
朝食後に、断食開始。

その日は、通常通りの生活、歯科治療の仕事、原稿書き、など活動は同じ。
いつもと違うのは、この日は朝以外、何も食べなかったこと。
1日の飲み物は、450ccほど。
熟睡できて、翌朝は身体が軽く暖かい。
頭はスッキリ、じつによく回る。

11月11日
起床後、スクワットや腹筋運動などエクササイズ。
そして、愛知県ガンセンターへ行き、手術後4年の各種の集中検査の数々の実施。
終わった後は疲れと、検査薬の副作用で、休憩室で熟睡しました。
検査のフラフラ感が減ってくると、身体が散歩を望んでいるのがわかったので、地下鉄に乗らず、遠回りしながら、ガンセンターから伏見のマンションまで、2時間ほど歩いて帰ってきました。
歩いているときの、身体の喜びようはなかったです。
温かい飲み物をゆっくり飲んで、また原稿書きして、寒くないなと思える身体がありがたく、早めに寝ました。
夜、トイレに一度起きましたが、すぐにまた熟睡できました。
この日の飲み物は、500ccほど。身体に入れたのは、それだけ。

11月12日
朝の目覚め最高、身体ポカポカ、頭ハッキリで、起床。
前日の朝より、一段と素晴らしい体調。
身体スッキリで、冬用の身体へ変身、身体の衣替えの第一歩。

身体引き締まった感の、5食抜きでした。
今回は、これで終了します。

あー、スッキリとシャキとした。とっても。
風呂上がりのあの感覚に似て。

今朝も、ダシを上手にとって、うまい味噌汁をつくろう。
定番の玄米とで朝食。

あー、美味しい。何でこんなに美味しいの。
身体がうれしいうれしいと、喜んでいます。

体重の変化は、次の通りです。

10日開始時の朝、65.00kg。
11日起床時の朝、62.10kg。
12日終了時の朝、60.25kg。

また、調子が落ちたら、私は断食。それが、私の定番。

我カラス、我思う

もう20年も前のこと（1994年頃のこと）。
場所は、中国南京のとあるアパートの一室。仲よくなった中国人旅行ガイドの曹さん。彼の共働き夫婦と園児一人の普通の家庭におじゃましました。
その男性と単なるおしゃべりをしていて、"頭をハンマーで殴られ"ました。
「夫婦がそれぞれフルタイムで働き、毎日の食事はどうしているの？」と、私。
「？」と、友達の中国人男性。
「夕食だよ」と、私。
「食べている」
「だから、誰がつくっているかって、こと」
「早く帰った方。それが、何？」
「えっ？……」（絶句）
当たり前じゃないの、と、平然な顔の中国人。
その時、自分の頭の後ろをハンマーで思いっきり、
"ガツンと一発、叩かれた"ほどの衝撃を受けました。
そのことを20年経った今でも、鮮明に覚えています。
20年前と今では、日本の男性の意識はどうでしょう。今の日本人男性は変わりましたか。家事も当たり前になっていますか？
男女雇用機会均等法はいいとしても、男性の家事参加は家庭でどうでしょう？

夫婦でどうでしょう？
男性は仕事だけ、女性は仕事に加え家事一切なら、女性の負担は減るどころか負担増とストレスで、真に支えあう夫婦とは言えません。

中国がいいとか、悪いの話ではありません。
中国人が好きとか嫌いの話ではありません。
夫婦で、気持ちがいいかどうかの話です。

20年前、私はどう思ったか？
それなら、俺は早く帰らん。

でも、その中国人の一言が頭に残っていたので、縁あって後に正式に再婚することになる今の妻、そのときは（すでに前妻と調停離婚の後のことですが）、その妻がアナウンサーから学生に戻って、歯学部学生の5年間同居していたので、私が炊事から家事全般をして、彼女を支えました。
そして、卒業してから結婚。田舎暮らしをするため、名古屋市中区千代田から、彼女の実家のある岐阜県中津川市内に転居。翌年に第1子誕生。一年おきに春から夏の季節にあわせて生まれた3人の子どもの誕生があり、3回とも産院から自宅に。そのつど私が世話をし、家事で妻を支えました。
そして、今は、ガンのため名古屋と中津川の二重生活ですが、中津川市にいる週末は、主婦。まだ、家事ができる体力はあります。
そのようにしてきた原点は、あの時の中国人の一言。
「早く帰った方がやる。それが何か？」

その一言を、私は、
今も、大切にしています。
これからも大切にしたい。
日本男子が夫婦支え合いの一方、実は妻や子どもに家事その他は単なる「モタレ体質」のままであれば、夫婦の将来にも、日本の将来にも、不幸というほかはないと思います。

人は死んでも、生きている

だから、クリスマス。イエス様の亡くなった日は知らない。
誕生日だから、お祝いしたくなる日。
キリスト教では、さらにもう一つ、それが復活。
二度目の誕生日。

イエス様は生きている。
生きているから、私と『今もなお、音信できる』、その喜び。
あなたにとって、大切な人の死。
耳をすませば、その人の声が届いています。
声が聞こえます。
私の、すぐ隣にいるのだから。
私は、話します。尋ねます。どうしたらいい?
そうすると必ず、返事がいろいろなカタチで届きます。

知らないうちに、届いています。
偶然のように、必然に。
私の妹は、37歳で悪性の子宮ガンのため、亡くなりました。大手術から2年後、激しすぎる痛みのなかの最悪の死でした。かわいい幼な子3人と愛する夫を残した最悪の死でした。今から24年ほど前のこと。
あれから妹は、今もなお生きて夫や私や私の両親はもとより、遺児3人の7人すべてに同時につける魂となっています。
それぞれ、7人の身体のすぐ隣にいて、何か困った時には聞いて、と。
それぞれ、7人の身体のすぐ後ろにいて、倒れすぎないように支えているよ、と。
私は、24年間ずっとずっと、そう思い、何かのときには、妹と話してきました。
だから、私にとって妹は生きている実感です。
だから、妹の誕生日には心のなかでお祝いです。
その妹の誕生日が、まもなくやってきます。
Many many happy return of the DAY.

12月25日は、イエス様の誕生日。
無教会キリスト者である私の、救いと癒しの象徴であるイエス様の誕生日。
私の隣にあって、私の最大の相談相手、その方の誕生日。
私は、仏教もキリスト教も嫌いでした。
宗教は、弱い者がすること、すがるもの。
人は各自努力して成功して、良心と道徳で生きていける、と固く信

じていました。

そんな私に起きた、前の妻が２歳と５歳の子どもを連れての蒸発行方不明。
置き手紙には、もうついていけませんと、ありました。
そして私は、底なしの暗黒にどこまでも落ち続けて行きました。
どうしてよいかも、わかりませんでした。
私をつくってきた私は、見事にバラバラに砕け、ミジメで最低でした。
助けることは、誰もできませんでした。
言葉かけは誰もがしてくれましたが、救いの足しにはなりませんでした。
身体は、死んだように弱っていきました。
心は、完全に死んでいました。

そんなときに、
初めて大きな愛との出会いがありました。不思議でしたが。
私は時間はかかりましたが、愛を聖書で知りました。

いのちをもう一度、生きられるだろうか、自信も何もなくしていました。
聖書から、生きている神様が、少しずつ語りかけてきました。
愛に生きてみよ。
お前も愛を伝える人になってみよ、と。
最初は、パイプ役の牧師に道先を照らしてもらい、今日まで愛の勉

強をしてきました。

愛のお師匠さんであり、今なお私の一番の相談相手のお方のお誕生日が、今日12月25日。

BCは、ビフォークライストの英語頭文字で、キリスト以前の意。

ADは、アンノドミニのラテン語頭文字で、主の年の意。

誰もがそのまま何事もなく、いく人生ではないはず。

かの震災もまた、厳しい試練でした。

それでも人は愛されて、愛を提供する人になっていく。

提供する人になって、生きていくことができる。

それが、死にたくはないのに、死んでいかなければならなかったたくさんの人々の唯一にして、最高の供養だと思うのです。

震災を通じて学んだのも、愛でした。

私たちが主宰する自主防災セッション「東海防災青空塾」の中高生の防災リーダーにも、手段と目的をしっかり学んでもらいたい。アカデミックに。

私がそうだったように、人は何かあったら、その時からが生き方本番。

それまでは、すべて練習。

練習を大切にするのが、日常を大切にする意味でもありますね。

この日、クリスマス、皆さんにとっても、愛について考えるそんな一日であると、思いをふくらませていただけると、うれしいです。

静かな静かな里の秋

静かな静かな里の秋　　お背戸(せど)に木の実の落ちる夜は
　ああ　母さんとただ二人　　栗の実煮てますいろりばた

明るい明るい星の空　　鳴き鳴き夜ガモのわたる夜は
　ああ　父さんのあの笑顔　　栗の実食べては思い出す

さよならさよなら椰子(やし)の島　　お船に揺られて帰られる
　ああ　父さんよご無事でと　　今夜も母さんと祈ります

作詞・斎藤信夫、作曲・海沼實、歌・川田正子（当時 11 歳）
レコードは 1948 年（昭和 23 年）日本コロンビアから発売

この『里の秋』が昨日から、不思議に頭に浮かんできました。
里の秋は、戦前の昭和 16 年につくられた『星月夜』でした。
ただ、この時の三番、四番は、

(3)　きれいなきれいな椰子の島　　しっかり護って下さいと、
　　　ああ　父さんのご武運を　　今日も一人祈ります
(4)　大きく大きくなったなら　　兵隊さんよ　うれしいな
　　　ねえ　母さん僕だって　　必ずお国を護ります

詞を書いた斎藤は、尋常小学校の普通の軍国教師でした。この詞は

海沼に送られ、埋もれたまま終戦を迎えます。
その年、NHKは「外地引揚同胞激励の午後」の番組を企画。斎藤は三番四番の詞を削除して、新たに三番を作詞し、要請に応えた。斎藤は、自ら教師も退いた。

昭和20年12月14日午後1時45分からの放送で、川田正子が歌い終わると、スタジオの周りは時間が止まったように、静まり返ったという。しかしただちに、NHKの電話が鳴りっぱなしになり、その後のたくさんの郵便物とともに、放送局始まって以来の大きな喜びの反響があったそうです。

愛国の歌が、癒やしの歌に変わり、聞く人の心も覚める。
戦時の歌が、戦後の歌に変わり、聴く人の心もなごむ。
作詞のチカラ。作曲のチカラ。歌い手のチカラ。
歌にはチカラがあり、人はまた上を見上げ、前を向いて歩き出す。
ふだんは見えない愛が、垣間見えたとき、見過ごさず。
見逃さず、涙でにじませず、生きていこう。

新三番の詞の最後は、「今夜も母さんと祈ります」
どちらも最後は、「祈ります」
今年も愛と祈りと恵みが、生きる糧となりますように。
あなたにとって、私にとって。
人は、変わりうる。祈りのチカラで。

純白のベールが、そっと降りて、みんな包んでくれた元日、

落合の自宅にて

(2015年1月1日)

シメのツメ

明日に向かって、こんなふうに生きています。
人生の〆(シメ)に向かって、詰(ツ)めておきたい私の備忘録
あかるく、いさぎよく、いつかの日のために、燃やせ心情生活

シメのツメ　10
〜自分で自分を激励しながら、自分は自分で育てる。最期の日まで。

1、愛育
　　家族、友人、社会に向かって広くおおらかな愛。
2、話育
　　手段として欠かせないコミュニケーション能力、そして添えるスマイル。
3、時育
　　明日はわからないから、明日のために今日只今の時。
4、奉育
　　どうぞ幸せに。
　　何でもボランティア、やろうとすればいつでも。
　　散歩しながらゴミ拾い。

何もできなくなってもベッドの上で、誰かの幸せ祈り。

5、芸育

音楽や美術に映画や演劇など優れた全てのアート、聴いて観て感じたい、美しい愛のほとばしり。

6、食育

身体の内に燃える食力発電。

糧は量でなく、心を味わうもの。ありがたし、ありがたし。

7、体育

体温を高く保てて保水保温できる皮膚と粘膜、いきいきづくり。

8、健育

健康はバランス。

バランスのくずれは、身体に大迷惑。自分で自爆。

休息、睡眠、深くゆっくり長くゆったりお腹から吐く息。

自動調節機能を使って、整えてくれる身体の邪魔をせず、支援を。

9、物育

ものづくり、しらべもの、創作活動は楽し。

読書はそんな楽しみをも、支えてくれる。

一番身近な創作活動が、毎日の料理。

10、信育

永遠なものとつながる。

どんなに健康でも、限りある生だから。

永遠の命に、照らされて逝くのがいい。

教えを信じてつながって、愛に磨きを。

愛で始まったことは、愛で終わらせたい。

そのために、いよいよ人生本番。
終末期に向かいつつあるから、私の人生いよいよ本番。
誰でも、早い遅いの違いはあっても、
気がついた人から気がついた時に、はじまる人生本番。
誰でも、一度や二度ある人生のどん底、
そのどん底に落ちた時から、はじまる人生本番。
今までは、全て練習、準備。
今までのことが、土台、ベース。
さあ、人生本番に向かいますよ。
一生で一度の大仕事。一生で最後の大仕事。

カラダをゆるめて、よりあたたかなカラダをつくろう
ココロにみずやりし、よりしなやかなココロにしよう

うまれてからきょうまでずーっとてらしてもらったれいをつくし、
てらされてもらったところへと、かえっていきます。

シメのツメ
終着駅まで、そんなふうに考え、私は今を生きていきます。

おわりに

　同じかみあわせの人はいないし、かみあわせや顎の正しい位置の統一見解を、未だ歯科界はもっていない。にもかかわらず、かみあわせの臨床を30年以上やってきました。一般常識に照らし、こんな不可解なことってあるだろうか。
　それでも、現実にかみあわせの治療と言えるだろうか。ひとつだけはっきり言えるのは、かみあわせの机上の空論はなんら役に立たない、ということです。それほど、美しいかみあわせの理論は山のようにあります。もっとはっきり言えば、かみあわせとは、今でも不可解なものです。明確に見えるところもあれば、目には見えないほどの細かいことであり、さらには一定不変でもなく、ましてやつくって終わりではありません。できてからが、かみあわせ治療の本番と言えるのです。1ヶ月、1年、10年、かみあわせは変化していきます。その変化に対していかに適正にかみあわせの調整ができるかが、かみあわせ治療の本領です。かみあわせの醍醐味です。かみあわせが患者に最も貢献できるのは、これらの長い年月です。
　このことを是非、歯科医師の皆さんも、患者の皆さんも知っておいて欲しい。そのための啓発が、本書の中心と言えます。
　思えば、大学歯学部の頃、教室での授業より圧倒的に学校外でのやんちゃな課外活動の多い学生生活でしたが、模型実習やインターンの臨床実習での歯のかみあわせをつくるのは、なぜか好きでした。1977年の卒業後は、すぐに臨床、そして翌年にはある診療所を任され独立して一人でやっていました。そんな折、もっと勉強したくなり、東京に出ました。師事したのは、保母須弥也先生。次に阿部晴彦先生から総義歯を、そし

て技工士の森治八先生からは、歯のかみあわせと体の関連について学ばせていただきました。

　私にとって、それは太陽と水と土のようでした。若い芽であった私が今あるのは、この先生たちの力強い指導のおかげという他ありません。1983年の開業後は、守破離の言葉通り、の歩みでした。

　私のかみあわせが、全てでも完璧でもありません。しかし、患者と共に歩んできたかみあわせ臨床は、実績こそかみあわせである、と自負しています。

　自らは微力ですし、残念ながら何千人もの症例はありません。しかし、一人一人に正直に向き合ってきました。また患者が吐露する言葉にこそ真実はあるのだと、日本で一番耳を傾けてきた自負があります。

　もう25年ほど昔のこと、かみあわせの話を名古屋テレビでしていて、それを見て診療所にたずねてきた患者の治療をしたことがあります。東海ラジオの現役アナウンサーでした。かみあわせが悪く、どうもうまく話せないというのです。

　話をするプロですので、もちろんうまく話せるのですが、それだけに本人は気にされていました。そこで、かみあわせの診査診断した上で、歯のかみあわせの微調整をしました。数回するうちに、徐々に効果が出て、大変喜ばれました。さらに背中の痛みも合わせて取れたことには、ご本人にとっては予想外だったので、さらに感動があったようです。

　当時、患者さんがボランティアで、診療所のスタッフや雑用などをしてくれていましたが、その方もアナウンサーの仕事のない時には、うちの診療所にボランティアにおいでになっておられました。そんな折、他の患者さんのかみあわせの治療や苦労話を間近で触れることになったのです。そのことで深い衝撃を受け、人生の方向転換のきっかけとなりました。アナウンサーから歯科医師の転身です。仕事の傍ら、1年間受験勉強に励み、歯学部を受験し合格を勝ち取りました。時に彼女28歳でし

た。現役との10歳の年の差を克服し、晴れて2回目の大学生となりました。卒業時は、首席卒業のおまけ付きでしたが、本人の目的を持って勉強した成果に他なりません。それが、現在の妻です。かみあわせの治療が彼女の人生をも、変えました。

　うちの患者で、かみあわせの治療後、歯科技工士になった方もおられます。

　またある時、東京の某テレビ局がテレビクルーを伴い、収録に来たことがあります。1日中治療を取材していましたが、しかし最後に微妙すぎて絵になりません、と誠に正直な感想を残し、帰社されたこともあります。

　かみあわせの治療、かみあわせの調整は、ことほどさように微妙です。患者の鋭敏な三叉神経とのコミュニケーションに、他なりません。

　機械や数字で出るよりはるかに細かなオーダーで、患者からチェックが入る世界です。だからかみあわせはわからない、難しいと、若い歯科医師を泣かせます。しかし、だからかみあわせはすごいと言えるのです。

　私自身、かみあわせのことは、わかっていません。

　でも、かみあわせってすごい。かみあわせってお見事。かみあわせってなんでこんなに美しい、と感動し続けてきたから、かみあわせの調整治療ができてきたと思います。地味な治療ですが、かみあわせの素晴らしさをこの本で、読み取っていただけたらうれしいです。

　今では一人前の歯科医師となった妻や、子どもたちの笑顔にむしろ励まされて書き綴った本書が、かみあわせを大切にしたい全ての人の参考になれば、何にも増して光栄です。

2017年2月1日

加藤　吉晴

著者略歴
文　加藤 吉晴
1952 年、愛知県瀬戸市生まれ。歯科医師。愛知学院大学歯学部卒業。
1983 年に開業し、1989 年から自由診療医として、現在に至る。
かみあわせナゴヤデンタルクオリティ院長（名古屋市中区正木 4-1-24）
メールアドレス　iiiyyykato@gmail.com

画　加藤 ひさ
1929 年、愛知県瀬戸市生まれ。加藤吉晴の母。
70 歳から、絵を描き始める。
現在、老人施設ミソノピアに入所中（愛知県瀬戸市）。

かみあわせをしあわせに
歯のかみあわせで、身体をこわすな！

2017 年 4 月 1 日　第 1 刷発行
（定価はカバーに表示してあります）

著　者　　加藤　吉晴
　　　　　加藤　ひさ

発行者　　山口　章

発行所　名古屋市中区大須 1-16-29
　　　　振替 00880-5-5616 電話 052-218-7808　風媒社
　　　　http://www.fubaisha.com/

乱丁本・落丁本はお取り替えいたします。　＊印刷・製本／モリモト印刷
ISBN978-4-8331-5334-8